AF398824

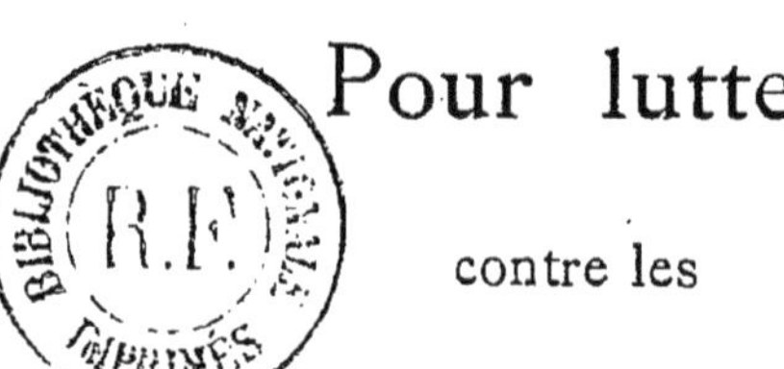

Pour lutter

contre les

Maladies de l'Estomac

Pour lutter

contre les

Maladies de l'Estomac

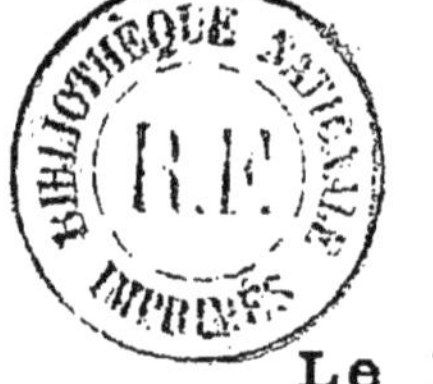

PAR

Le Dr P. AUBERT

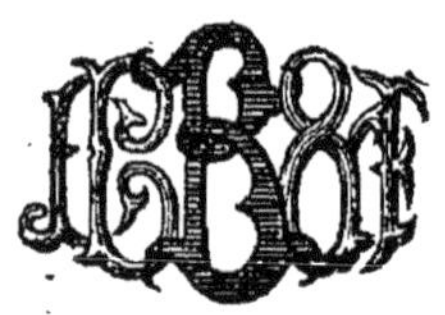

PARIS

LIBRAIRIE J.-B. BAILLIÈRE ET FILS

19, RUE HAUTEFEUILLE, 19

1902

Tous droits réservés

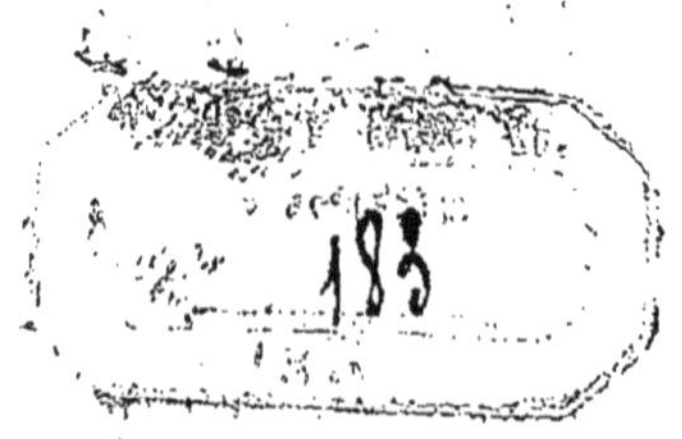

PRÉFACE

« Tout homme sage, dit Hippocrate, qui estime sa santé ce qu'elle vaut, doit s'attacher à connaître les moyens de prévenir les maladies. »

Pour atteindre ce but, il est nécessaire de posséder des notions générales sur le fonctionnement normal, physiologique de nos organes et de connaître les causes qui peuvent troubler ou détruire cet état d'équilibre qui constitue la santé.

La formule classique : *la cause enlevée, l'effet cesse,* n'est pas toujours vraie en médecine : la cause supprimée, la maladie persiste souvent. Mais, lorsque nous connaissons par avance la cause du mal, il nous devrait suffire d'un peu de sagesse pour l'éviter ; nous sommes malheureusement trop souvent victimes de notre ignorance et de nos préjugés.

Le *connais-toi toi-même* du philosophe ancien doit s'appliquer aussi à notre être physique ; une bonne hygiène préventive des maladies doit avoir pour base la physiologie.

MALADIES DE L'ESTOMAC

INTRODUCTION

La physiologie nous enseigne que la digestion comprend différents actes : des actes physiques, mécaniques, et des actes chimiques, qui s'associent et se complètent et que toute perturbation subie par l'un quelconque de ces actes a pour conséquence une modification dans la digestion et peut être le point de départ de troubles fonctionnels passagers, comme une simple indigestion, ou durables, comme les dyspepsies.

La physiologie nous montre également que tous les actes digestifs sont solidaires ; que, par exemple, l'élaboration que subissent les aliments dans la bouche n'est pas moins nécessaire à une bonne digestion gastrique que le fonctionnement régulier de l'intestin.

La physiologie nous apprend encore quelles sont les substances alimentaires que nous devons choisir; quelles sont les propriétés spéciales de chacune d'elles ; quelles sont enfin les circonstances qui influent sur les fonctions digestives et qui sont de nature soit à les favoriser, soit à les troubler.

De ces notions physiologiques, on peut déduire les règles d'hygiène à observer pour assurer l'intégrité des fonctions normales, ou les moyens de les rétablir lorsqu'elles sont troublées; de même de la connaissance des causes des maladies, on peut déduire les précautions à prendre pour les éviter et les soins pratiques pour se défendre contre elles.

Tel est le but que nous avons poursuivi.

Le lecteur trouvera dans ce petit livre :

Des notions élémentaires sur la *physiologie de la digestion ;*

Des notions pratiques sur les *aliments,* leur valeur nutritive, leur digestibilité, et sur les *boissons ;*

Des conseils d'*hygiène.alimentaire* et d'*hygiène générale ;*

L'indication des *causes* les plus fréquentes des troubles des fonctions et des *maladies de l'estomac,* ainsi que les *moyens* de les prévenir et de les combattre;

Enfin l'indication des *régimes* applicables aux différentes maladies de l'estomac.

Puisse ce livre permettre au lecteur d'éviter la fâcheuse dyspepsie et ses conséquences, ou tout au moins l'aider à suivre et à observer les prescriptions de son médecin.

I. — PHYSIOLOGIE DE LA DIGESTION

But de la digestion. — La digestion a pour but de préparer l'assimilation des aliments nécessaires à la réparation des pertes de l'organisme, c'est-à-dire de transformer les substances alimentaires, de manière à les rendre absorbables par la muqueuse intestinale, d'où elles passent dans le torrent circulatoire, pour renouveler nos organes et entretenir la chaleur, la force et la vie.

La digestion comprend par conséquent tous les actes qui se succèdent depuis l'introduction des aliments dans le tube digestif jusqu'au passage dans le sang de ces aliments modifiés et transformés. Ces transformations sont le résultat des actes mécaniques et chimiques qui se passent successivement dans la bouche, l'estomac et l'intestin. Ces actes sont la *mastication*, l'*insalivation*, la *déglutition*, la *digestion gastrique* et la *digestion intestinale*, qui se termine par l'*absorption* des substances assimilables et le rejet (*défécation*) à l'extérieur des déchets de la digestion, des matières non utilisables.

De ces actes, les uns sont soumis directement à notre volonté, comme la mastication ; les autres peuvent être influencés par l'hygiène, le régime, ou les médicaments.

Il faut donc savoir ce que sont, à l'état normal, les divers actes de la digestion, pour pouvoir déduire de leur physiologie les notions pratiques d'hygiène qui peuvent assurer leur parfaite régularité, ou les moyens de porter remède aux troubles qui peuvent survenir.

Mastication. — La mastication a pour but de diviser, de triturer les aliments solides, afin qu'ils subissent plus facilement l'action des sucs digestifs, salive, suc gastrique, etc.

Les aliments sont plus facilement digérés dans l'estomac, lorsqu'ils ont été soumis dans la bouche à une mastication suffisante. Toutefois, cette opération n'a pas besoin d'être poussée très loin pour les aliments qui, comme la viande, sont facilement attaqués par le suc gastrique ; mais, au contraire, pour les aliments végétaux, la mastication prolongée est indispensable ; en effet, la plupart des matières nutritives végétales sont enfermées dans des enveloppes de cellulose réfractaires à l'action des sucs digestifs ; il faut donc que ces enveloppes soient rompues par les dents, qui agissent là comme les meules d'un moulin, pour que l'action chimique des sucs digestifs puisse s'exercer sur les matières alimentaires qui y sont contenues.

Les agents de la mastication sont les dents, dont sont armées les mâchoires, que rapprochent et que meuvent les muscles masticateurs. Aux mouvements des mâchoires s'associent ceux de la langue, des lèvres et des joues qui ramènent les aliments solides sous les dents, tandis que celles-ci les divisent, les broient et les triturent, en même temps que la salive les humecte, les ramollit et les transforme en une sorte de pâte, que la langue rassemble ensuite, pour former le *bol alimentaire*.

Les anciens disaient justement, en parlant de la mastication : « la première digestion se fait dans la bouche »; ils marquaient ainsi toute l'importance de cet acte préparatoire d'une bonne digestion stomacale ; mais cet acte, pour être accompli parfaitement, exige l'intégrité de l'appareil masticateur, des dents en particulier.

Sans bonnes dents, pas de mastication suffisante, pas de bonne digestion possible. C'est là une des causes les plus fréquentes de dyspepsie. Nous verrons plus loin quels sont les soins de la bouche nécessaires à la conservation d'une bonne dentition.

Insalivation. — La *salive* est le liquide fabriqué par les glandes salivaires : parotides, sublinguales et sous-maxillaires.

En dehors de la digestion, la salive empêche la sécheresse de la bouche, qui serait incompatible avec l'intégrité du sens du goût.

Pendant la digestion, la salive, sécrétée en plus grande abondance, a trois usages principaux :

1º Elle imbibe les substances alimentaires et facilite ainsi la mastication, la formation du bol alimentaire et la déglutition ;

2º Elle dissout les parties solubles des aliments, sel, sucre, etc. ;

3º Elle agit chimiquement, pour transformer l'amidon en sucre.

La salive, en effet, contient une substance organique, un ferment soluble appelé *ptyaline*, ou diastase salivaire, qui possède la propriété de saccharifier l'amidon, c'est-à-dire de le transformer en glucose. Cette action s'exerce beaucoup plus facilement et beaucoup plus vite sur l'amidon cuit que sur l'amidon cru. C'est ainsi que le pain acquiert rapidement un goût sucré lorsqu'après l'avoir mâché on le garde un peu de temps dans la bouche.

Il faut, pour que cette action s'exerce pleinement, que les aliments soient convenablement triturés par les dents et séjournent dans la bouche assez longtemps pour être bien pénétrés par la salive.

L'action de la salive se continue du reste dans l'estomac sur les aliments qui ont été avalés, bien imbibés de salive.

Nous voyons, par ce qui précède, combien il est important que les aliments soient soumis à une mastication soigneuse et à une insalivation prolongée. Les gens qui mangent trop vite, qui avalent précipitamment, sans les mâcher, de trop grosses bouchées, suppriment deux actes indispensables à une bonne digestion et s'exposent sûrement à souffrir de l'estomac.

Déglutition. — La déglutition est l'acte mécanique par lequel les aliments passent de la bouche dans l'estomac.

Lorsque les aliments ont été suffisamment mastiqués et insalivés, ils sont rassemblés, sur le dos de la langue, en une masse unique qui constitue le *bol alimentaire*. La pointe de la langue s'applique contre la voûte du palais et le bol alimentaire glisse vers l'isthme du gosier, franchit le pharynx, tandis que les voies respiratoires se ferment automatiquement, en haut, du côté des fosses nasales et, en bas, du côté du larynx. Lorsque cette occlusion des voies respiratoires se fait incomplètement, des parcelles d'aliments solides ou des gouttes de liquides peuvent pénétrer dans le larynx et la trachée ; il en résulte des accidents, de la toux, de la suffocation; on dit alors communément que l'on a « avalé de travers ».

Le bol alimentaire traverse ensuite l'œsophage, pour arriver à l'estomac qui se dilate au fur et à mesure que les aliments y pénètrent.

Digestion gastrique. — L'estomac est l'organe principal de la digestion. C'est un réservoir musculo-membraneux qui occupe l'épigastre et une partie de l'hypocondre gauche et dans lequel les aliments séjournent un temps d'autant plus long qu'ils doivent y subir une élaboration plus importante et plus difficile.

Les aliments sont soumis dans l'estomac à une double action, mécanique et chimique.

Les parois de l'estomac sont essentiellement composées de couches musculaires dont les contractions, particulièrement actives pendant la digestion, soumettent les aliments à un brassage continu qui les mêle intimement au suc gastrique élaboré par les glandes de la muqueuse stomacale.

L'importance de cette action mécanique se conçoit aisément, et lorsque, par suite du relâchement et de l'atonie des fibres musculaires, ce brassage est mal effectué, comme cela se produit dans la *dilatation de l'estomac*, il en résulte des troubles dyspeptiques graves.

D'autre part, la muqueuse qui tapisse l'estomac renferme des glandes qui sécrètent un liquide spécial, le *suc gastrique*, agissant spécialement sur les aliments ingérés.

Le suc gastrique renferme trois principes actifs : la *pepsine*, l'*acide chlorhydrique*, et le *labferment* ou *présure*.

La pepsine est un ferment soluble, comme la ptyaline ; elle

possède la propriété de dissoudre les albuminoïdes (viandes) et de les transformer, en présence de l'acide chlorhydrique, en peptone absorbable.

Certaines conditions favorisent ou retardent cette transformation : elle est accélérée par une température de 36° à 38°, empêchée par une température trop basse, et nous verrons l'influence de la température des aliments et des boissons sur la digestion ; elle ne peut se produire si l'acide chlorhydrique est sécrété en trop petite quantité ou au contraire s'il est en excès, et nous verrons que les troubles dyspeptiques de l'hypochlorhydrie et de l'hyperchlorhydrie correspondent à ces deux circonstances.

Certaines substances, comme l'alcool, détruisent la pepsine et, par suite, ralentissent la digestion.

La sécrétion de la pepsine, au contraire, est favorisée par l'absorption de certaines substances, dites *peptogènes :* ainsi le bouillon contient une grande quantité de ces matières peptogènes, et l'habitude de commencer le repas par une petite quantité de bouillon est au plus haut degré de nature à faciliter la digestion ultérieure, et, dans certaines dyspepsies, la prise d'une tasse de bouillon une heure avant le repas constitue le meilleur des apéritifs.

Le suc gastrique proprement dit est sécrété par la muqueuse de l'estomac au contact des aliments et particulièrement des substances albuminoïdes, chair musculaire, blanc d'œuf, etc. L'arrivée dans l'estomac des premières masses alimentaires imprégnées de salive détermine immédiatement la sécrétion du suc gastrique et cette sécrétion se continue tout le temps que de nouvelles masses alimentaires arrivent dans l'estomac.

La présence du chlorure de sodium, du sel de cuisine, dans les aliments favorise la production d'acide chlorhydrique.

Quant au *labferment* ou présure, il se rencontre surtout dans le suc gastrique des nourrissons et sert spécialement à la digestion du lait.

Résultat de la digestion gastrique. — Dans l'estomac, les aliments continuent à subir l'action de la salive avalée avec le bol alimentaire. La quantité de salive varie suivant que la mastication a été plus ou moins prolongée ; quand la digestion est embarrassée, il est nécessaire d'avaler ultérieurement une plus ou moins grande quantité de salive qui vient aider l'action de celle que les aliments ont entraînée avec eux. Cette déglutition de salive s'opère d'une manière réflexe et inconsciente.

Le suc gastrique liquéfie et transforme en peptone les albuminoïdes (viandes, blanc d'œuf, etc.) et c'est sous la forme d'un liquide très fluide que le produit de la digestion gastrique des albuminoïdes quitte l'estomac pour se rendre dans l'intestin.

Du mélange des aliments modifiés par la salive et le suc gastrique, des corps gras fondus par la température de l'estomac, mais non encore transformés, et des substances qui ne peuvent être attaquées par les sucs digestifs, comme la cellulose des végétaux, les parties cornées ou élastiques des viandes, etc., il résulte une sorte de bouillie ou de pâte molle, de couleur grisâtre ou brune, d'une odeur spéciale, aigre (odeur des matières vomies), à laquelle on donne le nom de *chyme*.

La durée du séjour des aliments dans l'estomac est très variable ; les liquides y séjournent le moins longtemps ; les aliments solides y restent un temps d'autant plus long qu'ils sont plus difficiles à digérer ; les uns passent de l'estomac dans l'intestin après un temps assez court, une demi-heure, par exemple ; d'autres ne passent dans l'intestin qu'au bout de quelques heures. En général, au bout de quatre à cinq heures, la digestion gastrique est achevée et l'estomac est vide.

Le temps pendant lequel les diverses substances alimentaires séjournent dans l'estomac nous donne l'indication du degré de digestibilité de ces substances ; nous retrouverons ces notions plus loin, à propos des aliments.

Le temps nécessaire à la digestion nous indique l'intervalle minimum qui doit séparer nos repas.

Digestion intestinale. — Le chyme stomacal passe, par le *pylore*, de l'estomac dans l'*intestin grêle*.

Là, la digestion se complète et s'achève, sous l'action du suc intestinal, du suc pancréatique et de la bile.

Le *suc intestinal*, élaboré par les glandes de la muqueuse intestinale, saccharifie l'amidon, c'est-à-dire le change en glucose, et transforme le sucre de canne en *sucre interverti* (mélange de glucose et de lévulose).

Le *suc pancréatique*, ou salive abdominale, est sécrété par une grosse glande, le *pancréas*, située dans l'abdomen, en arrière de l'estomac ; il coule, au moment de la digestion, dans la partie de l'intestin grêle, le *duodénum*, qui fait immédiatement suite à l'estomac.

Le suc pancréatique renferme un ferment soluble, la *pancréatine*, grâce auquel il possède une triple action digestive :

1º Le suc pancréatique, comme la salive, transforme l'amidon en glucose ;

2º Le suc pancréatique, comme le suc gastrique, transforme les albuminoïdes en peptone ;

3° Le suc pancréatique, et c'est là son action la plus importante, émulsionne les graisses et les saponifie, c'est-à-dire les met dans un tel état de division qu'elles deviennent absorbables au travers de la muqueuse intestinale.

La *bile*, fabriquée par le foie, s'écoule, à la fin de la digestion, dans le duodénum par le canal *cholédoque*. Sa présence dans l'intestin est nécessaire à l'accomplissement régulier de la digestion et de l'absorption. Elle agit d'abord sur les corps gras pour les émulsionner. D'autre part, elle excite la muqueuse et les muscles de l'intestin et active ainsi les opérations ultimes de la digestion.

Enfin la bile s'oppose à la fermentation putride du contenu intestinal ; elle joue le rôle d'un antiseptique : elle agit en outre mécaniquement, pour produire, suivant l'expression du professeur Mathias Duval, un véritable balayage de l'intestin, de cet atelier où vient de se produire le travail si laborieux de l'absorption.

Fermentations. — Il existe des micro-organismes dans toute l'étendue du tube digestif. Les aliments subissent, par suite, des fermentations qui, dans une certaine mesure, sont utiles à la digestion.

A l'état normal, ces fermentations sont modérées par l'action antiseptique des sucs digestifs et particulièrement de l'acide chlorhydrique, du suc gastrique et de la bile.

Lorsque ces fermentations acquièrent une trop grande activité, il en résulte des troubles digestifs (*aigreurs, formation de gaz*) que nous retrouverons plus loin.

Absorption par la muqueuse intestinale. — Les substances alimentaires, transformées par l'action des sucs digestifs, sont absorbées par la muqueuse de l'intestin grêle ; par les vaisseaux sanguins et les chylifères, qui entourent l'intestin, par la veine porte, qui aboutit au foie, et par le canal thoracique, elles passent dans la circulation générale.

La digestion est achevée.

Mouvements de l'intestin. — Les aliments parcourent le canal de l'intestin grêle, sous l'influence des contractions des muscles de ses parois. Lorsque ces mouvements s'exagèrent, sous l'influence du froid, de certaines substances médicamenteuses ou toxiques, ils produisent les douleurs connues sous le nom de *coliques.*

Défécation. — Tout ce qui, dans les aliments introduits dans le tube digestif, est inutilisable, tous les résidus de la digestion sont chassés de l'intestin grêle dans le gros intestin et de là au dehors. Cette exonération constitue la *défécation.*

La paresse de l'intestin à accomplir cette fonction régulièrement, l'accumulation des matières fécales dans le gros intestin (*constipation*) peuvent être le point de départ, non seulement d'affections graves de l'intestin, comme l'*appendicite*, dont la constipation habituelle est une cause fréquente, mais de troubles des fonctions digestives, de *dyspepsie.*

En effet, nous avons déjà dit, mais nous ne saurions trop le répéter, que tous les actes digestifs sont solidaires : aucun de ces actes ne peut être troublé, sans que la digestion tout entière ne soit compromise.

Le choix judicieux des aliments et des boissons, la réglementation des repas, l'hygiène générale doivent assurer la régularité et l'intégrité des fonctions digestives.

II. — ALIMENTS

La nutrition ayant pour but de réparer les pertes de l'organisme, il y a une corrélation intime entre la constitution chimique de cet organisme et les aliments qui lui sont nécessaires.

L'alimentation doit contrebalancer les pertes de l'organisme en quantité et en qualité.

Principes alimentaires primordiaux. — Les principes qui constituent le corps humain sont :

Des *substances azotées*, ou *albuminoïdes*, composées d'oxygène, d'hydrogène, de carbone et d'azote ; des *graisses* et des *hydrocarbones*, composés de carbone, d'hydrogène et d'oxygène ; des *sels minéraux*, tels que le chlorure de sodium, des composés de fer, de soufre, de phosphore, et de l'*eau*.

Ce sont là aussi les principes alimentaires primordiaux nécessaires à la vie.

Notre corps perd chaque jour une certaine proportion de substances azotées et non azotées, d'eau et de sels minéraux ; il faut que ces différents principes se retrouvent dans l'alimentation, et s'y trouvent en proportion de la perte subie pour chacun d'eux.

Il faut toujours qu'il y ait un rapport constant entre les

matières azotées et non azotées : l'homme et les animaux qu'on essayerait de nourrir exclusivement de substances azotées, ou de substances non azotées, ne tarderaient pas à succomber.

Par suite, les physiologistes reconnaissent quatre classes de principes alimentaires primordiaux :

1° Les *albuminoïdes*, substances azotées, composées d'oxygène, d'hydrogène, de carbone, d'azote, de soufre et de phosphore, fournies surtout par le règne animal (viandes, fromages, etc.) ;

2° Les *hydrocarbones*, composés de carbone, d'hydrogène et d'oxygène, fournis surtout par le règne végétal (amidon, sucre) ;

3° Les *corps gras*, que l'on trouve dans le règne animal (graisses, beurre) et dans le règne végétal (huiles) ;

4° Les *éléments minéraux*, tels que le sel de cuisine (chlorure de sodium), le soufre, le fer et le phosphore, isolés comme le sel, ou combinés aux autres substances alimentaires : le jaune d'œuf, par exemple, renferme du phosphore.

Ration d'entretien. — Les quantités respectives de ces principes alimentaires primordiaux, qui doivent être quotidiennement absorbées pour réparer les pertes correspondantes de l'organisme, constituent la *ration d'entretien* nécessaire à la vie.

Les savants s'accordent à assigner les chiffres suivants à cette ration, pour un homme adulte de taille moyenne :

Principes azotés, albuminoïdes	130 gr.
Corps gras	84 —
Hydrocarbones	404 —
Sels	30 —
Eau	2800 —

Les graisses et les hydrocarbones peuvent se remplacer mutuellement dans l'alimentation; ainsi 100 grammes de graisse équivalent à 234 grammes de sucre de canne ou à 221 grammes d'amidon sec.

Les 2.800 grammes d'eau de la ration normale sont fournis non seulement par les boissons, mais encore par l'eau contenue en proportion parfois considérable dans tous les aliments.

Quant aux proportions réciproques dans lesquelles les différents principes alimentaires doivent être associés, on a établi que l'alimentation rationnelle de l'homme doit être composée de 3 1/2 à 4 1/2 parties d'aliments non azotés, pour 1 partie d'aliments azotés.

Proportion des principes azotés et non azotés des différents aliments.— Si l'on considère le tableau suivant, qui indique la proportion des substances azotées et des substances non azotées pour les différents aliments, on voit que les denrées comestibles qui s'offrent à notre consommation renferment ces éléments, que nous avons appelés *principes alimentaires primordiaux,* dans des proportions très différentes; les unes sont surtout azotées, comme la viande de veau, le lièvre; les autres riches surtout en hydrocarbones, comme les pommes de terre, le riz, la farine de sarrazin.

Le lait de femme et la farine de froment seuls renferment les proportions voulues 1 pour 3, 7, et 1 pour 4, 6 de principes azotés et de principes non azotés. Au contraire, les aliments 1 à 9 doivent être associés à des aliments plus azotés, pour rétablir le rapport normal 1 : 3, 5 à 1 : 4, 5.

	TENEUR DES ALIMENTS EN ALBUMINE et en substances non azotées	Substances azotées :	Substances non azotées :
1	Viande de veau	10	1
2	Viande de lièvre	10	2
3	Viande de bœuf	10	17
4	Lentilles	10	21
5	Haricots	10	22
6	Pois	10	23
7	Viande de mouton	10	27
8	Viande de porc	10	30
9	Lait de vache	10	30
10	*Lait de femme*	10	37
11	*Farine de froment*	10	46
12	Farine d'avoine	10	50
13	Farine de seigle	10	57
14	Farine d'orge	10	57
15	Pommes de terre blanches	10	86
16	Pommes de terre bleues	10	115
17	Riz	10	123
18	Farine de sarrazin	10	130

Association des aliments. — Il serait aussi irrationnel de se nourrir exclusivement de viandes que de ne manger que des pommes de terre. Le lait seul est un aliment complet, parce qu'il renferme tous les principes alimentaires primordiaux en proportions suffisantes. Les œufs, mais à un moindre degré, doivent être considérés comme un aliment complet et l'on peut vivre de lait et d'œufs; mais nous sommes obligés d'associer les autres substances comestibles pour composer la ration alimentaire normale. Les aliments azotés, comme les viandes, les poissons, les mollusques, les crustacés, les fromages, doivent être complétés par les hydrocarbones des céréales, des légumes, des fruits, le sucre et les corps gras, beurre et huiles. Ainsi à un plat de viande, il faut ajouter des pommes de terre ; à un plat de légumes secs, lentilles, hari-cots, pois, on doit associer du lard.

Il serait impossible d'assurer l'alimentation avec une seule de ces denrées alimentaires : ainsi le pain seul ne contient pas assez de graisses ; la viande, les œufs ne contiennent pas assez d'hydrocarbones (amidon et sucre).

Si l'on voulait employer exclusivement une seule substance dans l'alimentation, il faudrait en absorber des quantités con-sidérables ; il faudrait, par exemple, pour fournir à l'organisme les 130 grammes de principes azotés de sa ration journalière, consommer l'un des aliments suivants dans la proportion indi-quée ci-dessous :

Fromage..............	338 grammes.	
Lentilles..............	491	—
Pois.................	582	—
Viande de bœuf.......	614	—
Œufs................	968	—
Pain de froment......	1.444	— 1 kilogr. 1/2
Riz..................	2.562	— 2 — —
Pain de seigle........	2.875	—
Pommes de terre......	10.000	— 10 kilogr.

En faisant un usage exclusif d'un de ces aliments, on serait obligé d'absorber un excès inutile de principes non azotés.

D'autre part, pour fournir à l'organisme les 404 grammes d'hydrocarbones ou la quantité équivalente de graisses néces-saires à la nutrition, il faudrait absorber :

Riz..................	572 grammes.	
Pain de froment........	625	—

Lentilles...............	806 grammes.	
Pois....................	819 —	
Œufs...................	902 —	18 œufs.
Pain de seigle..........	930 —	
Fromage...............	2.011 —	2 kilogr.
Pommes de terre.......	2.039 —	
Viande.................	2.261 —	

Dans ce cas, on absorberait une quantité beaucoup trop forte de principes azotés.

Ainsi, si l'on voulait se nourrir avec un seul aliment, on serait obligé d'en absorber des quantités considérables dont notre estomac s'accommoderait fort mal, dix kilogrammes de pommes de terre, par exemple, sans compter ce qu'un pareil régime aurait de peu appétissant ; mais, en outre, le principe alimentaire primordial dominant dans chacun de ces aliments serait alors absorbé en beaucoup trop forte proportion, et cet excès dans l'alimentation soit des principes azotés, soit des graisses ou des sucres amènerait bientôt les troubles qui caractérisent les maladies générales de la nutrition, telles que la goutte, l'arthritisme, le diabète, l'obésité.

Composition des aliments. — Pour pouvoir sciemment choisir les aliments qui nous sont nécessaires, les associer méthodiquement et établir d'une manière précise en quelle proportion nous devons les consommer, il nous faut donc connaître la composition relative des denrées alimentaires usuelles.

La connaissance de cette composition, qu'on trouvera dans le tableau suivant, nous éclairera en même temps sur la valeur nutritive de chacune de ces substances.

COMPOSITION DES ALIMENTS POUR 1000 GRAMMES	Albumi-noïdes	Graisse	Hydro-car-bones	Sels	Eau
Viande de boucherie en moyenne.	200	40	—	11	750
Viande de poisson en moyenne...	170	20	—	15	795
Morue conservée	750	15	—	—	235
Œuf...........................	145	150	—	8	735
Lait de vache (aliment complet)	55	45	40	5	855
Beurre........................	15	770	—	—	215
Fromage..	335	240	—	55	370
Farine de froment.............	130	10	610	10	130
Pain de froment...............	90	—	450	10	430
— de seigle..................	90	—	400	15	440
Riz...........................	50	7	845	5	90
Pois..........................	225	20	575	23	145
Haricots......................	225	20	540	24	160
Fèves	220	15	575	25	130
Lentilles.....................	265	25	580	16	115
Pommes de terre...............	20	1.5	208	10	760
Navets	15	2	135	15	850
Choux.........................	40	10	100	—	850
Epinards......................	35	5	50	—	910
Salades.......................	15	5	30	—	950
Fruits frais..................	—	5	70	—	925
Fruits secs...................	—	20	500	—	480

Valeur nutritive. — Ce tableau montre que :

1⁰ Le lait de vache est l'aliment le plus complet pour l'homme ; le lait de femme est l'aliment complet de l'enfant pendant les premiers mois de la vie ; le lait comprend les quatre principes alimentaires primordiaux ;

2⁰ Les aliments fournis par le règne animal renferment en moyenne 20 pour 100 de principes azotés, de la graisse, mais pas d'hydrocarbones ;

3⁰ Les aliments fournis par le règne végétal contiennent tous une notable proportion d'hydrocarbones et en général une petite proportion de principes azotés, sauf les pois, les haricots, les fèves et les lentilles qui en renferment 20 à 25 pour 100, et constituent, par suite, des aliments d'une grande valeur nutritive, égale au moins à celle de la viande de boucherie ;

4º Les aliments qui contiennent le moins de matières nutritives sont ceux où la proportion d'eau est la plus forte : ainsi les choux, les épinards, les salades, les fruits frais ;

5º Les aliments qui contiennent le plus de matières nutritives sont le riz et la farine, les lentilles, les fèves, les haricots, la morue conservée, les fruits secs.

Ration normale. — Connaissant la formule de la ration d'entretien, la composition des différents aliments et leur valeur nutritive, et traduisant ces données théoriques en une formule pratique, on peut établir de la manière suivante le *régime moyen* d'un homme adulte :

		Albuminoïdes	Hydrocarbones	Graisse.
Pain.	550 gr.	38,5	297	2
Viande	280 —	50,4	»	22,4
Lait	125 —	4,25	6,25	5
Œuf (1)	35 —	5,15	»	5,5
Fruits, légumes frais.	600	6	54	1
Légumes secs	30 —	7	17	0,5
Féculents	100 —	6	77	»
Sucre	45 —	»	43	»
Fromage	26 —	6,25	»	6,50
Beurre, huile	40 —	»	»	37
Totaux		123.55	494.25	79.90

Telle est en moyenne, d'après le professeur Ch. Richet, la ration journalière d'un Parisien. — On voit qu'elle comprend un peu trop d'hydrocarbones et qu'il faudrait, par suite, pour

(1) Un œuf pèse 50 gr.

l'améliorer, diminuer un peu la quantité des féculents ou des légumes et augmenter légèrement celle de la viande.

Le régime moyen varie d'ailleurs avec la classe sociale : les substances azotées dominent dans le régime des gens riches et des habitants des villes ; les hydrocarbones (légumes, fruits) dans le régime des gens pauvres et des habitants des campagnes.

Le régime alimentaire varie aussi avec les climats et les saisons.

Les habitants des pays froids doivent consommer une proportion plus considérable d'aliments non azotés, graisse: sucre, féculents, qui sont une source particulièrement abondante de chaleur.

La quantité d'aliments que l'homme doit prendre quotidiennement doit être proportionnelle à sa taille, à son poids, et au travail qu'il exécute.

Une alimentation abondante, associée à un travail insuffisant, est la cause la plus fréquente de l'obésité, dont le développement est favorisé en outre par l'usage des féculents, des corps gras, du sucre et de l'alcool.

L'usage trop exclusif d'un régime carné amène souvent des troubles digestifs, de la constipation, favorise le développement de l'appendicite, de la goutte, de la gravelle (coliques hépatiques, néphrétiques), etc.

Chez les individus qui suivent un régime exclusivement végétal, on observe fréquemment de l'anémie et des digestions difficiles.

L'homme doit donc suivre un régime mixte, suffisant, mais sobre, et strictement en rapport avec le travail qu'il fournit.

Digestibilité. — Il ne faut pas croire que les aliments les plus nutritifs soient aussi les plus digestibles ; au contraire,

certaines substances très nourrissantes sont d'une digestion
lente et laborieuse.

On divise communément les aliments en *aliments lourds* et
en *aliments légers;* mais il n'est pas possible d'établir exactement une telle classification, car la digestibilité de chaque aliment varie avec chaque estomac. Tel en effet digère sans peine
des aliments qui amèneraient sûrement une indigestion chez
tel autre.

Un aliment facile à digérer est, en règle générale, celui que
l'on digère bien. Chacun a son estomac à lui, avec ses goûts, ses
habitudes, ses particularités, ses caprices, ses répugnances, et
rien de tout cela ne se prête aux formules rigoureuses et sa-
vantes.

Pourtant on peut dire d'une manière générale que les aliments
sont d'autant plus aisément digérés que l'action des sucs digestifs s'exercera plus facilement sur eux.

Ainsi pour les aliments végétaux, cette action doit être préparée par le broiement des aliments, par la mastication suffisamment prolongée ou par la réduction préalable des aliments en
purée.

Les viandes sont plus difficilement attaquées par le suc gastrique, quand elles sont très cuites ; plus une viande est cuite
plus la digestion en est laborieuse ; la viande crue, au contraire,
est d'une digestion très facile.

De même, les œuf durs, par suite de la coagulation de l'albumine, sont plus difficiles à digérer que les œufs crus.

D'après Leube, les aliments les plus digestibles sont les œufs
crus ou mollets, la cervelle de veau bouillie, le pigeon bouilli, le
pied de veau.

Voici d'ailleurs, d'après les physiologistes, le temps nécessaire à la digestion des différents aliments :

Riz..
Tripes bouillies.. } 1 heure.
Pieds de cochon bouillis................................
Œufs crus.. 1 h. 1/2
Cervelle bouillie.. 1 h. 3/4
Lait bouilli ....
Tapioca.. } 2 heures.
Foie de bœuf grillé....................................
Morue salée bouillie...................................
Lait non bouilli.. 2 h. 1/4.
Oie rôtie...
Dinde rôtie..
Agneau.. } 2 h. 1/2
Haricots...
Pommes de terre cuites au four.......................
Bœuf rôti...
Bifteck grillé..
Mouton rôti... } 3 heures.
Huîtres..
Œufs à la coque.......................................
Pain...
Beurre...
Fromage... } 3 h. 1/2.
Œufs durs...
Bœuf bouilli...
Pommes de terre bouillies............................
Soupe... } 4 heures.
Volaille..
Veau rôti..
Porc rôti.. } 4 h. 1/2.
Choux...

Le temps que met un aliment à être digéré est certainement en rapport avec sa digestibilité, mais il ne correspond pas à sa valeur nutritive, car des aliments peuvent être digérés très rapidement et ne fournir à l'économie que fort peu d'éléments nutritifs.

« L'aliment le plus digestible, disait le professeur Trousseau, est celui qui fournit à l'économie la plus grande quantité d'éléments réparateurs, en exigeant le moins de travail possible de la part des forces digestives. »

Le tableau précédent peut donc servir de guide, à condition de tenir compte de la valeur nutritive.

On peut constater ainsi, par exemple, que si le porc est plus difficile à digérer que le bœuf, il est plus nourrissant ; qu'au contraire le veau, tout aussi difficile à digérer, est beaucoup moins nourrissant ; que la morue salée, tout aussi nourrissante que le bœuf, est plus vite digérée ; que le choux est à la fois sans grande valeur nutritive et particulièrement indigeste ; que les fromages sont digérés dans le même temps que le bœuf bouilli, mais qu'ils ont une valeur alimentaire double ; que le riz, qui est un des aliments qui renferment le plus de matières nutritives, est pourtant d'une digestion extrêmement rapide.

Classification des aliments. — Nous diviserons les aliments en cinq catégories :

1° Les *viandes* et les préparations qui ont les viandes pour base, comme le *bouillon*, les *volailles*, les *poissons*, les *mollusques* et les *crustacés ;*

2° Les *farines* et *fécules*, et les préparations alimentaires à base de farines ou de fécules, le *pain* et les *pâtisseries ;*

3° Les *aliments gras* et les mets qui en dérivent, *lait, beurre, œufs ;*

4° Les *légumes ;*

5° Les *fruits.*

Nous rattacherons à cette étude celle des *condiments.*

III. — VIANDES

On comprend sous le nom de *viandes* la chair des MAMMI-
FÈRES, *bœuf*, *veau*, *mouton*, *agneau*, *porc*, *chevreuil*, *cheval*,
lièvre, ainsi que la chair des OISEAUX, *poulet*, *dindon*, des
POISSONS, des MOLLUSQUES, *huîtres*, *moules*, et des CRUSTACÉS,
homard, *langouste*.

Tous ces aliments sont azotés, mais leur valeur nutritive est
très différente.

Valeur nutritive. — Si l'on prend le bœuf comme terme
de comparaison et si l'on représente sa valeur nutritive par le
chiffre 100, on établit l'échelle de comparaison suivante :

Hareng fumé	163	Poulet	93
Fromage	159	Veau	92
Jambon fumé	158	Maquereau	90
Bœuf fumé	146	Chevreuil	88
Beurre	124	Mouton	86
Porc	116	Truite, turbot	84
Saumon	107	Œuf	72
Canard	105	Homard	50
Morue salée	102	Lait	23
Bœuf	100	Huître	21
Truite saumonée, anguille	95		

Ce tableau montre que le bœuf a une valeur cinq fois supé-
rieure à celle des huîtres, double de celle du homard, mais

inférieure de plus d'un tiers à celle du jambon fumé, ou du fromage.

Digestibilité. — Au point de vue de la digestibilité, la viande la plus digestible est le mouton, puis le bœuf, et enfin le veau et le porc.

Mais l'âge de l'animal a une influence notable sur la digestibilité; les animaux jeunes sont généralement plus faciles à digérer: ainsi l'agneau est plus digestible que le mouton; il n'en est pas de même du veau par rapport au bœuf.

Au contraire, les animaux adultes donnent les viandes les plus nutritives. Le veau, de digestion moins facile, est moins nourrissant que le bœuf. Le mouton est beaucoup plus nourrissant que l'agneau.

Préparation des viandes. — La préparation des viandes n'est pas indifférente, non seulement au point de vue de leur valeur nutritive, mais surtout au point de vue de leur digestibilité.

Les maîtres de la gastronomie, Brillat-Savarin en particulier, ont insisté avec raison sur l'influence qu'exercent la vue, le goût et l'odorat dans la digestion. Les aliments qui flattent agréablement les sens, en un mot qui sont appétissants, sont les mieux digérés.

On dit vulgairement que l'eau vient à la bouche des personnes qui voient, sentent et goûtent un aliment qui leur plaît; et, en réalité, sous l'influence de cette sensation complexe, il se produit une sécrétion non seulement de salive dans la bouche, mais encore de suc gastrique dans l'estomac.

Viandes rôties. — Les viandes rôties sont de beaucoup préférables à toutes les autres, et cela résulte non seulement

de la conservation, grâce à ce procédé, de leurs qualités nutritives, mais encore du développement de certains principes
odorants qui les rendent appétissantes.

Les viandes rôties sont en effet les plus savoureuses et les plus
nourrissantes.

Il faut que la viande que l'on fait rôtir soit tout d'abord ex-
posée à un feu très vif, qu'elle soit *saisie ;* il se forme à la
surface une couche d'albumine coagulée qui empêche le jus
de viande de s'échapper : les morceaux roses et juteux du
milieu sont les plus nourrissants et les plus faciles à digérer.

Le roti de bœuf est le plus usuel, le plus succulent, le plus
recherché de tous.

Le veau rôti est moins savoureux, moins nourrissant, moins
facile à digérer.

Le rôti de mouton, et particulièrement le gigot cuit à point,
est juteux, tendre, savoureux, très nourrissant, d'une digestibilité parfaite.

L'agneau rôti est au gigot ce que le rôti de veau est au ros-
bif ; sa chair est plus tendre, plus molle, mais elle a moins
d'arome et elle nourrit beaucoup moins à poids égal.

Le porc rôti est très nourrissant, mais très lourd.

Bouillis. — Les viandes *bouillies*, et c'est surtout le bœuf
qui est soumis à cette préparation dans le but d'obtenir du
bouillon, ayant abandonné à l'eau dans laquelle s'est opérée
leur cuisson une grande partie de leurs principes sapides et
nourrissants, ne constituent qu'une maigre nourriture, dans
laquelle l'économie ne trouve pas une compensation au travail
qu'elles imposent à l'estomac.

Hachis de viande. — Ce sont des mets généralement lourds

et indigestes, parce que leur composition est complexe, parce
qu'ils renferment des matières grasses, et aussi parce que leur
mollesse, ne mettant pas en jeu la mastication, les bouchées en
sont avalées avant d'avoir été convenablement imbibées de
salive.

Ragouts. — L'imagination des cuisiniers, a-t-on dit très
justement, n'a en aucune autre occasion déployé une industrie
plus pernicieuse pour transformer des viandes, saines quand
elles sont rôties, en ragouts qui sont tous plus ou moins indigestes.

Les gens qui souffrent de l'estomac doivent s'en abstenir
soigneusement.

Le ragout de mouton est particulièrement indigeste, par suite
de la grande quantité de graisse qu'il renferme.

Viande crue. — La viande crue est plus nutritive et plus
digestive que la viande cuite. — Elle est fréquemment em-
ployée dans le traitement de la tuberculose pulmonaire : elle
empêche le développement de l'infection tuberculeuse et en
amène la guérison. Ce n'est pas seulement un aliment, c'est
encore, à l'égard de la tuberculose, un agent antitoxique.

La viande crue est conseillée aussi dans certains cas de dyspepsie, la dilatation de l'estomac, et dans les affections de
l'intestin, la diarrhée chronique.

On fait d'ordinaire usage de la viande de bœuf, ou, pour
éviter le tænia ou ver solitaire, de la viande de mouton. Les
morceaux de choix sont ceux qui sont dépourvus de graisse et
de tendons. On râpe la viande avec un couteau dans le sens
des fibres musculaires ; la pulpe ainsi obtenue est roulée dans
du sucre en poudre, en petites boulettes qui sont très facilement

avalées. On peut encore délayer la pulpe de viande dans du bouillon dégraissé à froid et réchauffé.

Mélangée à froid avec un bouillon léger au tapioca, la pulpe de viande forme un potage d'un goût agréable qui a l'aspect et la consistance d'une purée de tomates.

La dose moyenne est de 100 gr. par jour.

Bouillon. — Le bouillon est considéré de temps immémorial comme un aliment éminemment substantiel, réconfortant et digestible : aucun aliment, après le pain et la viande, n'est plus communément utilisé.

Cette opinion traditionnelle est confirmée par les travaux des chimistes et des physiologistes modernes.

Sans être un aliment au sens usuel du mot, le bouillon est une préparation précieuse par son action stimulante et restaurante.

Peu nourrissant par lui-même, puisqu'il renferme une très faible quantité de matières nutritives, à peine 15 pour 1000, et une énorme proportion d'eau (985 pour 1000), le bouillon est, comme nous l'avons vu (p. 14), un agent peptogène, c'est-à-dire qu'il prépare et aide à la digestion, en pénétrant rapidement dans la circulation et en rapportant les matériaux nécessaires à la sécrétion du suc gastrique.

D'autre part, le bouillon restaure rapidement les muscles fatigués.

Il est particulièrement favorable aux gens affaiblis et aux convalescents.

Le bouillon de bœuf est à la fois le plus usuel, le plus savoureux et le plus nourrissant. — C'est un très bon aliment, qui n'exige, pour être assimilé, qu'un travail digestif médiocre, à condition qu'il soit bien dégraissé, et ingurgité lentement et par cuillerées.

Voici la formule du bouillon des hôpitaux de Paris :

Viande crue désossée......................	1 kil.
Eau....................................	4 litres
Légumes verts.........................	400 gr.
Sel...................................	10 —

La viande doit être plongée dans l'eau froide et la cuisson doit être menée très lentement, à feu très doux.

Les bouillons de *poulet* ou de *veau* sont plus légers, mais beaucoup moins réconfortants.

Volaille. Gibier. — La volaille constitue un aliment d'un goût agréable, nourrissant, d'une digestion facile.

Le *poulet* est d'une consommation usuelle et recommandée aux gens dont l'appétit est languissant, l'estomac fatigué et aux convalescents.

Le *dindon* fournit également un aliment très nourrissant, très savoureux, mais d'une digestion plus difficile.

L'*oie*, le *canard* ont des chairs grasses et lourdes, qui ne conviennent pas aux estomacs délicats.

Le *gibier*, en général, est peu recommandable, surtout lorsqu'il est faisandé, c'est-à-dire lorsqu'il a subi un certain degré de putréfaction. Cette putréfaction, il est vrai, favorise jusqu'à un certain point la digestion, mais elle introduit dans notre organisme des poisons cadavériques (ptomaïnes) qui peuvent amener des troubles digestifs, des accidents graves, et même mortels.

Poissons. — Nous avons vu (p. 31) que leur valeur nutritive est à peu près égale à celle de la viande de boucherie (saumon, morue).

Les poissons constituent un aliment particulièrement riche en phosphore, et à ce titre très utile aux gens qui se livrent au labeur intellectuel et aux neurasthéniques.

On divise les poissons en trois groupes :

1° Les poissons à chair blanche (truite, sole, merlan) : ce sont les plus digestibles, mais aussi les moins nourrissants ;

2° Les poissons à chair jaune (saumon) : ils contiennent plus de principes nutritifs, mais se digèrent plus lentement ;

3° Les poissons à chair grasse (anguille), qui sont très nourrissants, mais d'une digestion laborieuse.

Parmi les poissons les plus *légers*, il faut citer : la *vive*, le *rouget*, la *perche*, la *truite*, le *brochet*, la *sole*, le *merlan;* parmi les plus *lourds*, les plus indigestes : l'*anguille*, la *tanche*, le *saumon*, l'*esturgeon*, le *mulet*, le *maquereau*, la *raie*, le *thon*.

Mollusques. — Les mollusques comestibles les plus employés sont l'*huître*, la *moule* et l'*escargot*. Ce sont des aliments très azotés.

L'*huître* est un aliment très agréable et très sain, d'une digestion facile, excellent pour les dyspeptiques et les convalescents.

Elle doit être consommée crue et *mastiquée*.

Les huîtres doivent être *fraîches* et elles doivent être rejetées de l'alimentation pendant la durée des mois dont le nom ne renferme pas une R.

Les *escargots* sont plus nourrissants que les huîtres, mais beaucoup moins digestibles.

Les *moules*, peu nourrissantes, sont souvent toxiques.

Crustacés. — Les plus employés sont le *homard*, l'*écrevisse* et la *langouste*. Ce sont des aliments agréables, mais d'une digestion pénible. On les consomme d'ordinaire avec des sauces très relevées qui [excitent fortement la muqueuse gastrique et sont une cause très fréquente de dyspepsie.

Alimentation carnée. — On appelle alimentation *carnée* un régime où dominent les aliments que nous venons de passer en revue. Nous avons déjà signalé (p. 27) les inconvénients d'un pareil régime.

IV. — FARINES ET FÉCULES

Les aliments farineux et féculents sont ceux qui renferment une notable proportion de matière amylacée, c'est-à-dire d'amidon. Fécule est synonyme d'amidon : toutefois, ce dernier terme est particulièrement appliqué à la matière amylacée extraite du blé ou des céréales; tandis que le mot fécule désigne plus spécialement la matière amylacée des pommes de terre.

Farineux se dit d'une substance contenant une grande quantité de fécule amylacée, comme la pomme de terre, les graines des céréales et des légumineuses.

Céréales. — Parmi les substances alimentaires végétales, les céréales sont les plus importantes : elles contiennent des matières azotées (*gluten*), des hydrocarbones (*amidon*) et des sels.

Le caractère distinctif des *farines* est de contenir une quantité suffisante de gluten, pour être aptes à la panification.

Les farines les plus employées sont celles de *blé* (froment), de *seigle* et de *maïs :* voici la valeur respective de ces farines en matières azotées et en amidon.

	Matières azotées.	Amidon.
Blé	20 o/o	76 o/o
Maïs	12 o/o	58 o/o
Seigle	9 o/o	57 o/o

On voit que la farine de blé est de beaucoup la plus nutritive.

Riz. — Le riz est un aliment très sain, très nourrissant : il contient plus de fécule que le blé (77 o/o), mais seulement 6 o/o de matières azotées ; —. il a donc une valeur nutritive un peu inférieure à celle du blé.

Le riz se prête à la préparation d'un grand nombre de mets légers et agréables. Son usage provoque souvent la constipation.

Pomme de terre. — La pomme de terre contient 70 à 80 o/o d'eau, 16 à 23 o/o d'amidon et 3 o/o de matières azotées.

Elle est infiniment moins nourrissante que les céréales, et que les légumes secs, mais elle est plus digestible que ces derniers.

Elle constitue néanmoins une précieuse ressource alimentaire.

Chez les dyspeptiques, les pommes de terre doivent être consommées en petite quantité, bien mâchées ou réduites en purée.

Chez les diabétiques, elles peuvent remplacer le pain.

Fécules exotiques. — L'*arow-root*, le *tapioca*, le *sagou*, le *salep* sont des aliments nourrissants et digestibles, très employés dans l'alimentation des convalescents, des gens affaiblis, à l'estomac délicat.

Légumes secs, farineux. — Les plus employés sont les *fèves*, les *haricots*, les *pois* et les *lentilles*.

Comme nous l'avons déjà dit (p. 26), ces légumes renferment une grande quantité d'amidon et de matières azotées (albumine végétale ou *légumine*).

Par leur richesse en matières azotées, ils constituent des aliments d'une grande valeur nutritive, au moins égale à celle de la viande de boucherie ; ils sont une précieuse ressource pour les classes pauvres, mais ils sont d'une digestion laborieuse et exigent un bon estomac.

Ils sont plus aisément digérés lorsqu'ils sont réduits en purée.

Parmi ces aliments, il faut faire une place à part à la lentille, qui renferme une grande quantité de fer et qui est par suite un aliment reconstituant de premier ordre.

Pain. — Le pain est certainement l'aliment le plus usuel ; il constitue pour ainsi dire la base de l'alimentation.

Le pain renferme (voy. p. 25) des substances azotées, des hydrocarbones et des sels : il a donc une grande valeur nutritive.

Plus il est blanc, plus il est azoté et plus il est nourrissant ; la croûte est plus nourrissante que la mie.

Le son renferme des phosphates assimilables ; le pain de son est utile lorsqu'on veut introduire des phosphates dans l'économie, chez les enfants débiles, les convalescents, les neurasthéniques, les nourrices.

Le pain très cuit et *rassis* est celui qui se digère le mieux : le pain *frais* ou mal cuit est lourd et indigeste.

Le pain grillé est utile dans certaines affections de l'estomac : il est plus facile à digérer et, en outre, il apporte à l'économie des éléments peptogènes, c'est-à-dire qu'il favorise la sécrétion du suc gastrique.

Pâtes. — Les pâtes alimentaires (macaroni, nouille, vermicelle, semoule) sont d'une digestion assez facile, à condition d'être suffisamment cuites.

Pâtisseries. — S'il est, a-t-on dit justement, une industrie qui se signale plus particulièrement à la réprobation du médecin, c'est celle des pâtissiers, dont l'officine est la pourvoyeuse de la gastralgie. Auprès d'elle, l'art culinaire, accusé, non sans quelque raison, d'une grande partie des maux qui pèsent sur la santé humaine, est presque un art salutaire.

Par malheur, les aliments qu'elle élabore arrivent trop sûrement à trahir l'estomac par les séductions des yeux et du palais, et le péril est d'autant plus à craindre qu'un attrait plus vif le dissimule.

Certainement toutes les pâtisseries ne sont pas indigestes au même degré ; mais qu'attendre pour l'estomac de ces mets constitués souvent par des pâtes lourdes et non fermentées où les aromates, le sucre et les corps gras s'associent dans des combinaisons étranges et se compliquent habituellement d'un coloriage suspect ?

La plupart des pâtisseries doivent être interdites aux dyspeptiques.

On peut, toutefois, faire exception pour les biscuits secs tels que les Albert, les meringues, les échaudés. Ce qui est vraiment nuisible, c'est le mélange de sucre, de farine et de corps gras qui séjourne longtemps dans l'estomac.

Les pâtisseries, comme le pain, sont interdites aux diabétiques.

V. — ALIMENTS GRAS

Les corps gras doivent, comme nous l'avons vu (p. 20), entrer pour une large part dans la ration d'entretien.

Les aliments gras jouent donc un rôle considérable dans l'alimentation.

Émulsionnés sous l'influence du suc pancréatique, ils sont destinés principalement à entretenir la chaleur organique, d'où le nom d'*aliments thermogènes*, qui leur a été donné, et leur utilité, particulièrement pour les habitants des pays froids.

Les *graisses* et les *huiles* ne sont consommées qu'associées aux autres aliments, mais nous devons une attention spéciale au *lait* et aux aliments qui en dérivent, le *beurre*, les *fromages*, ainsi qu'aux *œufs*. Nous rattacherons à l'étude des aliments gras celle du *sucre*, qui est un hydrocarbone presque pur, parce que, comme nous l'avons déjà dit, les graisses et les hydrocarbones peuvent se suppléer mutuellement dans l'alimentation.

Lait. — Le lait est un aliment complet : il renferme tous les principes nutritifs nécessaires à l'entretien de la vie (voy. p. 25). Il contient, pour 10 parties de matières azotées, 10 parties de graisse et 20 parties de sucre (*lactose*, ou sucre de lait); de plus, il renferme des sels, en particulier du phosphate de chaux.

La digestion du lait est facile et rapide. C'est l'aliment qui pénètre le plus vite dans l'économie et exige le moins de travail digestif.

Le lait peut à lui seul suffire à l'alimentation, et le régime lacté est fréquemment indiqué dans les affections de l'estomac.

Le professeur Ch. Richet a montré que le lait est un véritable régulateur de l'acidité du suc gastrique.

C'est un merveilleux médicament dans les cas de catarrhe et d'ulcère de l'estomac.

Il est contre-indiqué dans les dyspepsies avec fermentations et dans la dilatation de l'estomac.

Le régime lacté a l'inconvénient d'amener promptement le dégoût et de causer une constipation opiniâtre. Le lait salé est souvent mieux supporté.

En règle générale, le lait ne doit être consommé qu'après avoir été *bouilli*. Il peut être, en effet, lorsqu'il provient de vaches malades, la cause d'infection tuberculeuse. L'ébullition, en détruisant les bacilles de Koch, est une sûre garantie, qu'il ne faut jamais négliger. Le lait de chèvre ou d'ânesse n'expose pas au même danger. Le lait d'ânesse est celui dont la composition se rapproche le plus du lait de femme : il est plus facile à digérer et convient aux malades dont l'estomac ne peut supporter le lait de vache.

Beurre. — Le beurre est un excellent aliment, mais il est souvent mal toléré par les dyspeptiques.

Le beurre est l'objet de nombreuses falsifications : il faut se méfier des graisses vendues sous le nom de beurre ; leur usage est la source d'un grand nombre de dyspepsies.

Fromages. — Les fromages sont des aliments très nourrissants, riches en substances azotées et en substances grasses, généralement d'une digestion facile ; les plus recommandables sont les *fromages frais* et le *brie*, le *neufchâtel*, le *camembert* ; les fromages très fermentés, comme le *roquefort*, stimulent souvent la digestion, mais ils doivent être exclus de l'alimentation dans les dyspepsies acides.

Œufs. — Les œufs peuvent être considérés comme un aliment complet ; ils renferment, en effet, des matières azotées, des graisses et des sels. Ils renferment en particulier une notable quantité de phosphore organique (0,33 centigrammes d'acide glycéro-phosphorique pour un jaune d'œuf), ce qui en fait un aliment précieux pour les débilités et les neurasthéniques.

Les œufs sont d'une digestion facile, surtout lorsqu'ils sont crus ou peu cuits. La coagulation de l'albumine par la chaleur diminue leur digestibilité.

Les œufs se prêtent à de nombreuses préparations culinaires, nourrissantes et agréables, facilement acceptées et digérées par les estomacs les plus capricieux et les plus paresseux.

Les crèmes, composées de lait et de jaunes d'œuf, sont très utiles dans l'alimentation des convalescents et des gens dont l'estomac ne peut supporter qu'une nourriture légère et facilement assimilable.

Le *lait de poule*, émulsion de jaunes d'œuf dans de l'eau chaude sucrée, est une préparation légère et fort utile.

Sucre. — Le sucre occupe dans notre alimentation une place importante et légitime : il possède, en effet, une très grande valeur nutritive. Le professeur Chauveau a démontré que c'est l'aliment immédiat et exclusif des combustions intra-musculaires et de la force qu'elles engendrent, que le sucre est le véritable charbon du muscle. Le sucre est une source précieuse d'énergie musculaire et de chaleur. Sa consommation est particulièrement utile à ceux qui supportent des fatigues physiques considérables.

20 à 30 et même 100 gr. de sucre sont une ration quotidienne nécessaire à l'homme adulte qui travaille.

Le sucre est interdit aux diabétiques.

Le sucre entre dans la composition d'un grand nombre de denrées alimentaires, biscuits, pâtisseries (v. p. 42), crèmes, etc.

Chocolat. — Le chocolat est une substance alimentaire composée de cacao et de sucre. C'est un aliment gras très nourrissant, mais qui n'est pas facilement digéré par tous les estomacs.

Le chocolat au lait est d'une digestion laborieuse, tandis que le chocolat simplement cuit à l'eau est très léger.

Il est impossible de passer ici en revue tous les aliments gras; ce que nous avons dit de leurs propriétés en général et des principaux d'entre eux suffit pour apprécier la valeur nutritive et la digestibilité des autres.

VI. — LÉGUMES

Légumes verts. — Nous avons déjà étudié plus haut les légumes féculents ; nous n'avons plus à nous occuper ici que des *légumes verts herbacés*.

Leur valeur nutritive est médiocre, mais tous renferment des sels de potasse utiles à l'économie.

Quelques-uns sont d'une digestion facile : laitue, chicorée cuite, épinards, petits pois, et sont justement considérés comme rafraîchissants.

D'autres sont d'une digestion plus pénible, comme les haricots verts, les choux, les choux-fleurs. Ce sont aussi les plus nourrissants.

Les asperges sont diurétiques.

Les légumes acides, l'oseille et la tomate, sont interdits aux arthritiques, aux goutteux, à ceux qui sont sujets aux coliques hépatiques ou aux coliques néphrétiques. Ils sont bons au contraire pour les lymphatiques, scrofuleux, candidats à la tuberculose.

Salades. — Les salades crues, assaisonnées de condiments divers, d'huile et de vinaigre, tentent habituellement les estomacs sans appétit par leur fraîcheur et leur acidité, mais ne sont digérées qu'avec une extrême difficulté ; elles ne peuvent convenir qu'aux estomacs robustes.

Les *salades* de *laitue* sont les moins indigestes. Quant aux salades de légumes cuits : salades de pommes de terre, de haricots, de concombres, de betteraves, *salades russes*, etc., ce sont toujours des mets froids et indigestes, qui ne doivent être consommés qu'avec prudence, même par les estomacs les plus valides.

Champignons. — Les champignons comestibles (truffe, champignon de couche, morille, cèpe) sont peu nourrissants, dix fois moins que la viande, et indigestes.

VII. — FRUITS

Les fruits sont peu nutritifs, mais ils renferment des acides, des sels de chaux et de potasse ; ce sont par là des aliments utiles.

On distingue des *fruits acides :* comme l'orange, la groseille, la cerise, le citron qui est employé comme condiment ; des *fruits sucrés :* la poire, le raisin, la datte, la figue, la prune et le pruneau ; ce dernier est laxatif et très utile dans la constipation ; des *fruits huileux :* amande, noix, noisette ; des *fruits aqueux :* comme le melon ; des *fruits aromatiques :* comme l'abricot ; des *fruits féculents :* châtaigne, marron, qui se rapprochent par leurs qualités nutritives des légumes féculents (v. p. 39) ; des *fruits astringents :* comme le coing, dont on connaît les propriétés antidiarrhéiques.

Les fruits sucrés et bien mûrs sont en général d'une digestion facile, les fruits acides ou verts sont très indigestes. Les estomacs délicats ne doivent consommer que des fruits murs, sucrés, comme la poire, le raisin, ou des fruits bien cuits : compotes, marmelades, confitures.

VIII. — RÉGIME VÉGÉTARIEN

On appelle *végétarisme*, ou *régime végétarien*, une alimentation composée exclusivement de fruits, de légumes, de pain, d'œufs et de lait.

Les *végétariens*, obéissant à l'origine à des théories philosophiques, soutiennent qu'un régime végétal suffit à l'homme. Tous les enseignements de la physiologie prouvent au contraire que l'homme a besoin d'une alimentation mixte. D'ailleurs un régime où figurent les œufs et le lait, c'est-à-dire des aliments complets d'origine animale, ne peut être appelé végétarien. Nous avons vu qu'un régime trop exclusivement composé de viandes a ses inconvénients, mais un régime purement végétal ne peut suffire à l'alimentation normale d'un homme qui travaille. La quantité considérable d'aliments qu'il faudrait absorber pour obtenir, avec des végétaux, la ration normale d'entretien ne serait pas d'ailleurs le moindre inconvénient.

L'homme bien portant doit donc observer un juste milieu : nous avons indiqué (p. 26) quelle est en moyenne la composition de son alimentation journalière.

IX. — CONDIMENTS

On comprend sous le nom de *condiments* des substances très diverses, qui, prises en général en quantités trop petites pour qu'on puisse leur attribuer la moindre action réparatrice, exercent une action stimulante sur les organes digestifs.

Parmi les condiments, on classe d'ordinaire le *sucre et le sel.*

Nous avons vu que le sucre doit être considéré comme un aliment; le rôle qu'il peut jouer comme condiment n'est qu'accessoire.

De même le chlorure de sodium, ou sel de cuisine, ne peut être considéré comme un condiment ordinaire : c'est une substance indispensable au bon mécanisme des fonctions digestives et à la réparation de l'organisme; c'est donc un aliment. Non seulement, en effet, le sel est nécessaire à la formation de l'acide chlorhydrique du suc gastrique, mais encore il est, comme principe constitutif des tissus vivants, un aliment indispensable, dont la privation amène rapidement cet état de déchéance physique que les médecins appellent *cachexie.*

Parmi les véritables condiments, il en est dont l'usage modéré ne peut présenter d'inconvénients : tels le *persil*, le *cerfeuil*, l'*estragon*, la *ciboule*, l'*échalotte*, l'*ail*, l'*oignon*, ou encore les condiments aromatiques, comme le *laurier*, le *thym*, le *clou de girofle*, la *muscade*, la *cannelle*, la *vanille*.

Il en est d'autres, plus forts, dont il ne faut user qu'avec prudence : le *vinaigre*, les *cornichons*, le *poivre*, les *piments*, la *moutarde*, etc.

Certainement, tous ces condiments peuvent être utilement employés pour exciter l'appétit, stimuler la sécrétion de la salive et du suc gastrique, relever le goût de certains aliments fades, rendre digestibles des aliments qui, privés de ce secours, ne sauraient être digérés d'une manière complète.

Dans certaines dyspepsies causées par l'atonie, la paresse de l'estomac, l'insuffisante sécrétion du suc gastrique, les condiments peuvent rendre service, mais leur usage doit toujours être modéré; pris trop longtemps ou en trop grande quantité, ils déterminent une irritation de l'estomac et une inflammation de la muqueuse de cet organe, peuvent causer de la gastrite, du catarrhe de l'estomac.

D'autre part, lorsque l'estomac est fatigué par l'usage trop prolongé d'une cuisine épicée, il ne faut pas supprimer d'un seul coup les condiments ; l'estomac, habitué à cet excitant journalier, ne digérerait plus; il faut en diminuer progressivement la quantité pour réhabituer l'estomac à une alimentation moins excitante.

Les gastralgiques doivent s'abstenir totalement des condiments : même le sel, chez eux, doit être pris en petite quantité.

X. — BOISSONS

La ration quotidienne d'entretien comporte 2800 grammes d'eau.

Une partie de cette eau est fournie par les aliments eux-mêmes qui en renferment une quantité variable, mais souvent considérable (voir le tableau p. 25). La ration est complétée par les diverses boissons dont l'homme fait usage. Ces boissons se divisent en quatre groupes :

1º L'*eau ordinaire* et les *eaux minérales ;*

2º Les *boissons alcooliques* proprement dites, *eaux-de-vie* et *liqueurs ;*

3º Les *boissons fermentées, vins, cidres, bières ;*

4º Les *boissons aromatiques, café, thé.*

Eau. — L'eau est la seule boisson indispensable à l'homme. Cette eau, bien entendu, doit être potable, saine : elle doit être fraîche, limpide, aérée, incolore, sans odeur, d'une saveur agréable; elle ne doit pas être trop *dure*, c'est-à-dire qu'elle ne doit pas contenir une trop grande proportion de sels calcaires et magnésiens; elle doit bouillir sans se troubler, ni former de dépôt, cuire les légumes et les viandes sans les durcir, dissoudre le savon sous forme de grumeaux.

Enfin l'eau ne doit pas contenir de microbes (fièvre typhoïde, choléra). Pour être sûr de boire une eau dépourvue de tout germe de maladie, il ne faut boire que de l'eau filtrée sur un bon filtre bien entretenu, ou de l'eau bouillie. Mais l'eau bouillie a l'inconvénient d'être lourde, indigeste, parce que l'ébullition l'a privée des gaz qui y sont naturellement dissous.

Une eau de bonne qualité est la plus hygiénique des boissons.

Eaux minérales. — Un certain nombre d'eaux minérales naturelles peuvent être employées comme eaux de table.

Les eaux riches en acide carbonique, comme Saint-Galmier, Seltz, Pougues, Vals, Bussang, excitent l'appétit et la digestion ; celles qui renferment du fer sont à la fois apéritives, digestives et toniques : telles sont les eaux de Bussang, Orezza, Renlaigue ; d'autres sont recherchées surtout pour leur pureté, telle l'eau d'Évian, qui est dépourvue d'acide carbonique, et est en outre diurétique.

Un grand nombre d'eaux minérales possèdent une action curative sur les affections de l'estomac ; au premier rang se placent les eaux de Vichy, mais ce sont là de véritables médicaments dont le choix et l'emploi doivent être fixés et dirigés par le médecin.

Eaux de table artificielles. — Ce sont des eaux chargées industriellement d'acide carbonique, dont le type est l'eau de Seltz artificielle.

La présence de l'acide carbonique stimule l'estomac et active la digestion, mais il ne faut pas en abuser ; d'abord parce que ces eaux artificielles ne sont pas toujours bien fabriquées, la proportion d'acide carbonique y est souvent trop forte, les eaux, contenues dans des siphons, renferment parfois du plomb, qui est toxique et peut provoquer des troubles digestifs ; enfin parce que l'estomac prend l'habitude de cette excitation et ne peut plus digérer sans elle : il en est des eaux gazeuses comme des condiments, il faut n'en user qu'avec modération.

Boissons alcooliques. — Les boissons alcooliques proprement dites sont les *eaux-de-vie*, armagnac, cognac, fine-champagne, marc, rhum, kirsch, genièvre, gin, wisky ; les *liqueurs*, chartreuse, curaçao, kummel, et les *apéritifs* absinthe, bitter, vermout.

Le degré alcoolique de ces boissons varie de 45 à 80 pour 100, comme le montre le tableau suivant :

Richesse alcoolique des boissons :

Cidres.......	Cidres doux...............	1 à 1.70	p. 100
	Cidres (pommé et poiré)...	5 à 6	—
Bières.......	en moyenne...............	3 à 7	—
	Bière douce de France.........	2,30	—
	Bière douce de Munich........	3,60	—
	Salvator	4,20	—
	Bières fortes d'Angleterre.......	8	—
Vins...........	en moyenne...................	10	—
	Bordeaux blanc...............	7	—
	Bordeaux rouge.......... 7,5 à	11	—
	Champagne mousseux..........	11,6 en moyenne.	
Vins-liqueurs plus de 15 o/o d'alcool	Sauterne....................	15	p. 100
	Malaga......................	15,8	—
	Madère......................	20,4	—
Eaux-de-vie..	Eau-de-vie faible.............	37	—
	Eau-de-vie ordinaire...........	50	—
	Eau-de-vie forte..............	59	—
Liqueurs		45 à 65	—
Absinthe		80	—
Eau-de-Mélisse.		80	—
Vulnéraire.....................		80	—

Effets généraux de l'alcool. — La valeur alimentaire de l'alcool est nulle.

L'alcool excite, mais ne fortifie pas : l'excitation qu'il procure est suivie bien au contraire d'une dépression physique.

L'alcool ne réchauffe pas.

Les bicyclistes de profession, les coureurs, les ascensionnistes, les explorateurs, par exemple Nansen, après expérience, ont renoncé à son usage.

L'alcool est donc inutile.

Par contre, il est nuisible; c'est un poison qui détruit plus ou moins rapidement, mais sûrement, inévitablement, les organes les plus nécessaires à la vie : l'estomac, le foie, les reins, le cœur et le cerveau.

L'alcool conduit à la folie, au suicide et au crime.

L'alcool favorise en outre le développement des maladies les plus redoutables, les plus meurtrières : la pneumonie, la phtisie et le cancer.

Il faut savoir qu'on peut être alcoolique sans s'enivrer jamais; il faut savoir que la consommation quotidienne d'alcool, si minime soit-elle, suffit à créer l'alcoolisme avec toutes ses conséquences.

Il faut savoir aussi que l'alcool est encore plus dangereux quand il est pris à jeun et entre les repas.

Action de l'alcool sur l'estomac. — L'action de l'alcool sur l'estomac est déplorable: Les affections de l'estomac résultent le plus souvent soit de l'abus, soit simplement de l'usage des boissons alcooliques.

L'alcool excite violemment la sécrétion du suc gastrique

dont l'acidité est exagérée ; en même temps la pepsine est détruite et la digestion ralentie : de plus, l'alcool irrite la muqueuse stomacale, détermine une vive inflammation, qui peut aboutir à une destruction complète.

Il en résulte d'abord des troubles digestifs, cette forme de dyspepsie acide qu'on nomme *hyperchlorhydrie*, puis une inflammation chronique de l'estomac, gastrite avec catarrhe, caractérisée par des vomissements.

D'abord l'alcoolique perd l'appétit (*anorexie*), il éprouve cette sensation de brûlure le long de l'œsophage (*pyrosis*) qu'on appelle le *fer chaud;* puis apparaissent des vomissements de matières blanchâtres et filantes (*pituites*), qui se produisent le matin au réveil ; le malade souffre de douleurs d'estomac très vives après les repas ; il s'alimente mal, maigrit, perd ses forces et dépérit. Ce sont là les résultats de la *gastrite* causée par l'alcool, qui se complique souvent d'ulcère de l'estomac, de vomissements de sang, dont la mort peut être la terminaison.

Apéritifs. — Les apéritifs ordinaires, absinthe, bitter, vermout, sont particulièrement dangereux. Non seulement ils n'ont qu'une action nuisible sur l'estomac, mais encore à l'alcool qu'ils renferment s'ajoutent d'autres poisons, les *essences* qui entrent dans leur composition : absinthe, anis, badiane, etc., qui agissent spécialement sur le système nerveux. Sous leur action, combinée à celle de l'alcool, on voit se produire du tremblement, des paralysies, des convulsions ; les facultés mentales sont profondément troublées ; la folie, l'épilepsie marquent le terme vers lequel s'acheminent les buveurs d'apéritifs, et en particulier d'absinthe.

Il ne faut pas se laisser prendre aux étiquettes sous lesquelles se dissimulent ces boissons meurtrières : il n'y a pas d'apéritif hygiénique ou bienfaisant.

Les vins de quinquina, de coca, de kola ne valent guère mieux que les amers ou les vermouts : leur usage en tout cas ne doit être qu'accidentel.

Boissons fermentées. — Il serait injuste de proscrire de l'alimentation le vin, le cidre et la bière.

L'action de l'alcool sur l'acte digestif est nulle si la proportion de cette substance ne dépasse pas 10 pour 100 ; elle consiste seulement en un ralentissement de la digestion, si cette proportion s'élève à 20 pour 100 : or, la richesse alcoolique des boissons fermentées ne dépasse pas 6 pour 100 pour les cidres, 8 pour 100 pour les bières les plus fortes, 11 pour 100 pour les vins ordinaires, 15 à 20 pour 100 pour les vins-liqueurs.

D'autre part, les physiologistes admettent que l'alcool n'est pas nuisible quand la quantité absorbée quotidiennement ne dépasse pas 1 gramme par kilogramme de poids du corps. Ainsi un homme de 80 kilogrammes peut boire quotidiennement 800 centimètres cubes d'un vin à 10 pour 100 d'alcool, un litre d'un vin à 8 pour 100.

Enfin les vins renferment des sels utiles à l'organisme : ils contribuent à réparer les forces et stimulent la digestion.

L'expérience prouve, d'ailleurs, que l'usage modéré du vin naturel est absolument inoffensif.

Aussi peut-on dire que l'homme adulte qui travaille peut, sans inconvénients, consommer par jour 1/2 à 1 litre de vin ou une quantité double de cidre ou de bière, à condition que ces boissons soient naturelles et *prises aux repas.*

La falsification éhontée du vin, et l'habitude déplorable d'en boire à jeun, surtout du vin blanc, sont les deux causes principales des troubles digestifs que l'on accuse injustement le vin de déterminer.

Le bordeaux est le vin qui convient le mieux aux estomacs délicats.

Les vins rouges, riches en tannin, sont toniques, mais ont l'inconvénient de favoriser la constipation. Les vins blancs leur sont, à ce point de vue, préférables; ils jouissent, d'autre part, de propriétés diurétiques.

Les vins-liqueurs, trop alcoolisés, ne doivent être consommés qu'avec une très grande modération.

Les gastralgiques et les gens atteints de dyspepsie acide doivent supprimer le vin.

Les *bières* renferment un élément digestif, la *maltine;* elles conviennent aux débilités nerveux, aux convalescents.

Les *cidres* sont difficilement tolérés par les estomacs délicats; ils sont légèrement purgatifs et causent souvent des coliques; ils sont surtout diurétiques : ils sont utiles aux personnes atteintes de constipation et aux goutteux.

Boissons aromatiques. — Les boissons aromatiques les plus usuelles sont le *thé* et le *café.*

L'infusion de café est une boisson excitante et réconfortante : sous son influence, la pensée devient plus active, l'intelligence plus vive, la fatigue physique se dissipe. C'est une boisson agréable, saine et hygiénique.

Pris chaud et sucré après les repas, le café stimule l'estomac et facilite la digestion ; mais il est toujours mal toléré chez les gens qui sont atteints de dyspepsie acide.

Pris à jeun et sans aliments, le café noir provoque quelquefois des tiraillements d'estomac.

L'abus du café détermine des accidents nerveux, tremblements, névralgies, étourdissements, insomnies, et des troubles digestifs, perte de l'appétit, dyspepsie, douleurs d'estomac, constipation.

Le café doit être interdit aux enfants, aux adolescents, aux gens nerveux, aux gens qui souffrent de palpitations et des troubles digestifs qui caractérisent la dyspepsie acide.

Le *café au lait*, accompagné de pain, est un aliment très sain et sans le moindre inconvénient : il a une légère action laxative.

L'action physiologique du thé est semblable à celle du café. Les usages du thé sont les mêmes que ceux du café, mais l'infusion chaude de thé est plus digestive que celle de café.

Le thé léger convient comme boisson aux repas, à la plupart des dyspeptiques qui ne veulent pas boire d'eau pure.

Quantité et température des boissons. — La quantité d'eau nécessaire à l'organisme varie avec les circonstances extérieures, la température, le travail auquel se livre l'individu ; elle augmente par la chaleur, en même temps que la déperdition d'eau par la transpiration ; elle diminue par le froid.

L'augmentation de la quantité d'eau introduite dans l'organisme se traduit par l'exagération de la quantité des urines et de la sueur. A cet égard, les boissons agissent tout différemment suivant leur degré de température : les boissons froides favorisent l'élimination par le rein; les boissons chaudes au contraire font transpirer.

. La trop grande abondance des boissons impose à l'estomac une suractivité qui le fatigue, produit une distension mécanique de ses parois, amène la dilution et l'affaiblissement chimique du suc gastrique; il en résulte une paresse fonctionnelle qui se traduit par le ralentissement de la digestion, puis par des troubles dyspeptiques.

Les grands buveurs, surtout les buveurs de bière, sont très souvent atteints de dilatation d'estomac et de dyspepsie.

Au point de vue général, l'absorption habituelle d'une trop grande quantité de liquide favorise le développement de l'obésité.

La température des boissons n'est pas indifférente à la digestion.

Les boissons tièdes, s'éloignant peu de la température normale du corps, sont lourdes, indigestes, provoquent des nausées et des vomissements.

Les boissons très chaudes excitent la muqueuse gastrique et facilitent la digestion. Le thé léger bien chaud est excellent pour les personnes qui digèrent lentement et péniblement.

Par les grandes chaleurs, rien ne calme mieux la soif qu'une petite quantité de thé chaud.

Les boissons froides et glacées, prises en petite quantité, sont agréables et peuvent stimuler l'appétit; mais ces avantages sont largement compensés par les inconvénients qui résultent de leur usage prolongé. Le froid fatigue la muqueuse de l'estomac et celle de l'intestin, et rapidement on voit survenir de la dyspepsie et de la diarrhée.

Les boissons glacées sont très utiles pour calmer les douleurs de la gastralgie et les vomissements.

On sait le danger qu'il y a à absorber brusquement une boisson glacée, lorsque l'on a très chaud : il peut en résulter des accidents mortels.

XI. — REPAS

Nombre. — Le nombre et la distribution des repas varient suivant les habitudes personnelles de chacun, les mœurs de chaque pays, et surtout dépendent du genre de vie, des occupations et des exigences professionnelles.

On fait d'ordinaire, en France, trois repas par jour :

1° Le *petit déjeuner* du matin, généralement léger, composé seulement de café au lait, ou de chocolat, de pain et de beurre, parfois seulement d'une tasse de café ou de thé.

Quelques personnes suppriment à tort ce repas. L'estomac reste alors depuis le dîner de la veille jusqu'au déjeuner du lendemain, pendant 15 ou 16 heures, sans recevoir d'aliments ; il en résulte souvent des crampes d'estomac, de la gastralgie.

2° Le *déjeuner* qui, quelquefois, est le principal repas du jour, mais le plus souvent, dans les grandes villes, est sommaire et hâtif.

3° Le repas du soir ou *dîner*, généralement plus important et pris à loisir, les occupations du jour étant terminées.

Quelques personnes, surtout les enfants et les femmes, font un quatrième repas, très léger, dans le milieu de l'après-midi, c'est le *goûter*.

Ce goûter est utile chez les enfants en période de développement, chez les personnes de petit appétit et qui mangent peu aux repas, et lorsque l'intervalle du déjeuner au dîner est trop long.

Intervalle des repas. — L'intervalle des repas doit être suffisant pour que la digestion soit complètement terminée, sans être toutefois trop grand.

A l'état normal, au bout de 7 heures, l'estomac est vide.

L'intervalle qui doit séparer les repas doit donc être d'environ 7 ou 8 heures pour l'homme adulte.

Heures des repas. — Si donc le déjeuner a lieu à midi, le dîner devra être fixé à 7 heures 1/2 ou 8 heures.

Le petit déjeuner du matin, moins copieux, et d'une digestion plus rapide que les autres repas, pourra être pris entre 6 heures et 8 heures du matin.

Entre le repas du soir et celui du lendemain matin, l'intervalle de 10 ou 12 heures ne sera pas trop grand parce qu'il sera pour la plus grande partie occupé par le sommeil.

Régularité des repas. — La régularité des repas est chose fort importante ; c'est pour l'estomac une condition essentielle de bon fonctionnement.

Un grand nombre de dyspepsies n'ont pas d'autres causes que l'irrégularité dans l'heure des repas, et le temps trop court consacré à l'ingestion des aliments.

Temps nécessaire aux repas. — Il n'est pas suffisant en effet que les heures des repas soient parfaitement régulières pour que la digestion se fasse bien ; il faut encore que les aliments ne soient pas avalés trop hâtivement ; il faut, comme nous l'avons déjà vu, qu'ils soient bien et lentement mastiqués.

Il faut donc prendre le temps nécessaire à l'accomplissement (v. p. 10) consciencieux de cet acte indispensable à une bonne digestion.

Il faut aussi que les aliments n'arrivent dans l'estomac que peu à peu, sans quoi l'organe violenté se révolte, la digestion est mauvaise ou même il se produit une indigestion.

Menu. — Les aliments doivent être simples et variés, sans exagération. La trop grande complexité des menus n'est pas d'une bonne hygiène, mais d'autre part une nourriture uniforme amènerait la satiété, le dégoût. Les mets variés, au contraire, sollicitent et réveillent l'appétit.

Ration. — La quantité de nourriture prise à chaque repas varie suivant l'âge et la taille de chacun, suivant le travail auquel on se livre.

« Quand on augmente le repos, il faut diminuer les aliments, » disait Hippocrate.

Les repas trop copieux non seulement fatiguent l'estomac, mais compromettent la santé générale.

Il ne faut jamais dépasser la mesure de ses capacités digestives.

« La sensation de réplétion gastrique une fois acquise et bien discernée, il faut s'arrêter court ; au delà, est le besoin factice, et, avec lui, l'indigestion, la douleur, les maladies. » (Réveillé-Parise.)

L'observation d'une hygiène alimentaire sévère s'impose à tous, à ceux qui veulent conserver de bonnes fonctions digestives comme à ceux qui ont l'estomac délicat ou déjà malade.

Cette hygiène consiste avant tout dans la régularité extrême des repas, une mastication parfaite des aliments, une nourriture saine, réparatrice, de la frugalité et de la sobriété.

Nous n'avons rien à ajouter ici à ce que nous avons déjà dit sur la préparation des divers aliments et sur l'usage des condiments (voy. page 51).

Température des aliments. — Nous rappellerons seulement que les aliments sont, en général, plus faciles à digérer lorsqu'ils sont bien chauds, et que les boissons chaudes aident et accélèrent la digestion, ce qui justifie l'usage du café ou du thé après les repas.

XII. — HYGIÈNE DE LA DIGESTION

Nous savons que, pour que la digestion soit complètement achevée, il faut un temps fort long. Nous devons nous occuper ici uniquement de la période qui suit immédiatement les repas, pendant laquelle l'estomac accomplit le plus fort de son travail, pour indiquer quelles sont les causes qui peuvent alors influencer ce travail, soit pour activer et faciliter la digestion, soit pour la troubler.

Exercice. — L'exercice est le meilleur des digestifs.

Chomel a dit très justement qu'on digère autant avec ses jambes qu'avec son estomac.

Et en effet un exercice modéré après les repas facilite et accélère les fonctions digestives.

Une petite promenade à pied, une partie de billard après le repas sont d'excellentes pratiques d'hygiène.

Au contraire, les exercices violents, comme la gymnastique, ne doivent pas suivre de trop près le repas.

Repos. Sommeil. — L'immobilité prolongée, principalement après le repas du soir, compromet la digestion.

Le sommeil au sortir de table est particulièrement nuisible. Il faut qu'un temps suffisant sépare le coucher du dîner.

En général, le coucher ne devra pas avoir lieu moins de 2 heures après la fin du repas du soir.

Travail. — Le travail, surtout le travail de bureau, ne doit pas suivre de trop près les repas.

Dans le travail de bureau, la position assise, le fait de se courber sur une table, amènent la compression de l'estomac et cause fréquemment des douleurs et de mauvaises digestions.

D'autre part, le labeur intellectuel, la tension de l'esprit, exercent sur la digestion une influence fâcheuse et provoquent de la congestion cérébrale.

Le temps qui suit immédiatement le repas doit donc être un temps de repos intellectuel, de distraction, de délassement, en même temps que d'activité physique sans fatigue. La promenade, le billard, la conversation autour d'une tasse de café sont d'excellents moyens de bien faire la digestion.

Tabac. — L'habitude de fumer après les repas est très répandue.

L'usage *modéré* du tabac est sans inconvénient, au point de vue des fonctions digestives. Le tabac produit sur elles une légère excitation qui favorise la digestion ; il exerce sur l'intestin une action laxative, que connaissent bien les fumeurs, et peut être utile pour les gens qui souffrent de constipation.

Mais l'abus du tabac, outre les accidents qu'il peut provoquer du côté du cœur ou du système nerveux, amène souvent des troubles digestifs comparables à ceux que déterminent les boissons alcooliques.

L'habitude de fumer le matin à jeun est particulièrement nuisible.

XIII. — HYGIÈNE GÉNÉRALE

L'hygiène générale n'a pas une moindre importance que l'hygiène alimentaire proprement dite.

Rien n'est plus favorable au bon fonctionnement de l'appareil digestif qu'une vie bien ordonnée, active, sans surmenage, avec un repos et un sommeil suffisants.

L'*exercice* au grand air est indispensable pour les habitants des villes, pour ceux surtout qui exercent leur profession dans des locaux confinés, pour ceux qui se livrent à un labeur intellectuel.

Le *séjour à la campagne* ou au bord de la mer sera souvent le meilleur remède à l'affaiblissement et aux troubles des fonctions digestives.

Les *soins de la peau*, les frictions, le massage, l'hydrothérapie stimulent toutes les fonctions organiques et rendent de grands services.

La *distraction*, le délassement intellectuel doivent avoir leur place dans une hygiène bien comprise.

Tout le monde connaît l'influence désastreuse qu'exercent sur la santé, sur l'appétit et la digestion en particulier, les soucis et les chagrins.

Le *surmenage* sous toutes ses formes est une des principales

causes des affections de l'estomac; l'excès des plaisirs, le surmenage mondain, avec ses five o'clock, ses dîners, ses veil-
lées et ses soupers, n'est pas moins funeste que l'excès de travail physique ou intellectuel.

Le genre de vie de chacun a une influence évidente sur
l'état des fonctions digestives.

Les fautes d'hygiène inhérentes à telle ou telle profession,
spéciales à chacune, ont toutes leur répercussion sur l'estomac,
comme le prouvent les troubles dyspeptiques caractéristiques,
si fréquents chez certaines catégories d'individus.

Les médecins connaissent bien, par expérience personnelle,
la dyspepsie des gens qui prennent leurs repas à des heures
irrégulières, ils connaissent bien la dyspepsie des employés
sédentaires, la dyspepsie des rentiers oisifs, la dyspepsie des
mondains surmenés, la dyspepsie des nouveaux mariés, etc.

Le *vêtement* lui-même a son importance : l'estomac ne doit
pas être comprimé. Le corset trop serré chez la femme doit
être proscrit; l'homme doit porter des bretelles pour ne pas
être obligé de serrer la ceinture de son pantalon.

XIV. — SOINS DE LA BOUCHE

Le premier acte de la digestion et l'un des plus importants est la mastication.

Il est nécessaire, pour qu'il soit convenablement effectué, que la dentition soit en bon état. Beaucoup de dyspepsies n'ont pas d'autre cause qu'une mauvaise dentition qui entraîne une mastication insuffisante, et cette mauvaise dentition elle-même est trop souvent le résultat de l'absence ou de l'insuffisance des soins de la bouche.

Ces soins de la bouche sont pourtant des plus simples; mais ils doivent commencer dès l'établissement de la première dentition chez l'enfant et être répétés quotidiennement pendant toute l'existence.

Les dents doivent être nettoyées *après chaque repas*, pour éviter le séjour et la putréfaction de débris alimentaires qui donnent mauvaise odeur à l'haleine et gâtent les dents.

Il ne suffit pas de nettoyer les dents avec un cure-dents, il faut les brosser vigoureusement avec une brosse dure, une solution antiseptique ou un savon dentifrice.

La brosse doit être en crins durs : elle sera dirigée non seulement perpendiculairement aux dents, mais aussi et surtout obliquement dans la direction du sillon qui sépare la dent de la gencive.

On se servira d'une solution antiseptique, acide borique à 40 p. 1.000, acide thymique à 1 p. 1.000, ou d'une eau dentifrice, concurremment avec une poudre.

La *poudre* la plus simple et la meilleure est la poudre dentifrice du Codex dont voici la composition :

Charbon pulvérisé......................	20 gr.
Quinquina gris pulvérisé.....................	10 —
Essence de menthe...........	1 —

On devra employer de préférence un *savon antiseptique*.

Le savon en effet pénètre dans toutes les anfractuosités de la bouche, dissout les graisses et nettoie et désinfecte parfaitement les dents.

Le savon à l'acide salicylique, parfumé à l'essence de menthe poivrée, est très bon et très agréable.

Le nettoyage des dents aura lieu après chaque repas, surtout après celui du soir, ou le soir en se couchant, pour éviter les fermentations qui se produiraient pendant la nuit, et le matin au lever.

Les personnes qui ont les dents en mauvais état devront sans retard les faire soigner et réparer, sans attendre d'en souffrir. Une dent gâtée en effet contamine les autres; facile à soigner et à guérir au début, elle devra plus tard être arrachée, ou deviendra le point de départ d'abcès, de névralgies, parfois même d'accidents très graves, comme le phlegmon du plancher de la bouche et du cou, qui peut être mortel.

Lorsque les dents sont, par la faute et la négligence le plus souvent de l'intéressé, en trop mauvais état pour être restaurées, il vaut mieux les faire arracher et remplacer par des dents artificielles, qui permettent de bien mâcher les aliments.

XV. — SOINS DE L'INTESTIN

L'évacuation régulière, quotidienne, de l'intestin est indispensable, au bon fonctionnement de l'appareil digestif.

La constipation doit être combattue d'abord par le régime : en évitant les aliments dits échauffants, comme le riz; en consommant une plus grande quantité de légumes, de fruits.

Le pain de son, le pain de seigle, le café au lait, le miel, le petit lait, les pruneaux, les raisins favorisent les fonctions de l'intestin.

Si ces moyens sont insuffisants, on aura recours aux lavements d'eau chaude (45° à 5o°), aux lavements à la glycérine, au gros sel, et enfin aux médicaments laxatifs, cascarine, podophyllin, rhubarbe, séné.

Mais le remède le meilleur, le plus efficace, c'est encore la volonté. En effet, une volonté patiente et régulièrement appliquée triomphe le plus souvent de la constipation. Il faut que chaque jour, exactement à la même heure, on se présente à la garde-robe. Il faut, pendant un temps assez long, faire des efforts puissants; et si ces efforts ont été infructueux, il faut attendre au lendemain. Si, le deuxième jour, après de nouvelles tentatives, il n'y a pas d'évacuation, on prendra un lavement avec de l'eau chaude à 45° ou 5o°.

Les jours suivants, les mêmes tentatives seront renouvelées de la même manière.

La répétition de l'acte, invariablement à la même heure, finit par amener le sentiment du besoin au moment que l'on a fixé pour aller à la selle, et il est rare que, après huit ou dix jours de ces patientes et méthodiques manœuvres, on n'obtienne pas une exonération quotidienne.

Le matin est le moment le plus favorable pour se présenter à la garde-robe.

XVI. — PRINCIPALES FAUTES D'HYGIÈNE

Voici, d'après tout ce qui précède, les fautes d'hygiène les plus fréquemment causes de troubles digestifs :

Irrégularité dans les heures des repas ;

Mauvaise distribution des heures des repas ;

Repas trop rapprochés (il y a des dyspeptiques qui mangent tout le long du jour et de la nuit);

Repas du soir trop rapproché de celui de midi ;

Repas du soir trop rapproché du moment du coucher ;

Suppression du repas du matin, chez les dyspeptiques qui se lèvent tard, ou insuffisance du petit déjeuner ;

Repas pris trop rapidement, précipitamment; morceaux trop gros, mal mastiqués, mal insalivés ;

Aliments trop copieux, trop lourds, mal préparés ;

Complication des repas, mets trop recherchés, abus des condiments ;

Five o'clock, soupers, apéritifs, bocks, dîners en ville (1) ;

Lecture à table pendant les repas ;

Travail de suite en sortant de table ;

Négligence de l'hygiène générale et des soins particuliers de la bouche et de l'intestin.

(1) M. Huchard conseille, de préférence au dîner, le déjeuner en ville.

XVII. — TROUBLES DES FONCTIONS DIGESTIVES

Manque d'appétit. — L'absence d'appétit (*anorexie*) est un des premiers symptômes d'un grand nombre d'états maladifs et d'affections de l'estomac.

Le traitement consiste avant tout dans le régime et l'hygiène.

L'exercice, le grand air, l'hydrothérapie, une alimentation simple, mais choisie, bien préparée, variée, la régularité absolue des repas sont les meilleurs remèdes.

Quelquefois une simple modification de régime, l'emploi des boissons chaudes, du thé, la substitution de la bière au vin suffiront à faire reparaître l'appétit.

L'usage momentané de boissons gazeuses, eaux de Seltz, de Pougues, d'Orezza, peut être conseillé comme stimulant ; mais les eaux gazeuses ne doivent pas être employées d'une manière continue, sous peine de voir leur influence s'émousser, et de donner à l'estomac l'habitude d'une stimulation, d'une excitation sans laquelle désormais il ne saurait plus digérer.

De même l'usage des condiments doit être très prudent, très modéré.

Les liqueurs apéritives et les vins de quinquina, de gentiane sont plus souvent nuisibles qu'utilés : on ne devra y avoir recours que sur le conseil du médecin.

Le changement d'air est souvent un remède héroïque.

Indigestion. — L'indigestion est un trouble passager et subit des fonctions digestives, qui survient d'ordinaire quelques heures après l'ingestion d'aliments trop copieux, de mauvaise qualité, acides, glacés, etc., ou sous l'influence d'une cause extérieure, l'action du froid, une vive émotion.

Les indigestions sont fréquentes chez les dyspeptiques.

On éprouve d'abord de la gêne, de la pesanteur, puis des douleurs, enfin se produisent des nausées et des vomissements alimentaires.

Au début même de l'indigestion, caractérisée par une sensation de malaise général, des bâillements, de la gêne épigastrique, on peut parfois arrêter la révolte de l'estomac en lui venant en aide par une stimulation convenable : des infusions chaudes aromatiques, menthe, thé noir, camomille, feuilles d'oranger, d'autant plus favorables qu'on les emploie à une température plus élevée : des spiritueux à petite dose, chartreuse, eau de mélisse ; des applications chaudes sur le creux de l'estomac.

Si ces moyens échouent, on fera vomir le malade par la titillation de la luette et on favorisera les vomissements par des boissons tièdes abondantes, infusion de camomille peu sucrée, par exemple.

Après les vomissements, on calmera l'estomac par des boissons froides, limonade gazeuse frappée, champagne glacé.

Embarras gastrique. — L'embarras gastrique survient le plus souvent à la suite d'écarts de régime, repas copieux, abus des boissons alcooliques et des mets épicés, excès de tabac, veilles prolongées, surmenage : il résulte parfois de la consommation de viandes avancées, de gibier faisandé, de conserves alimentaires gâtées ; il apparaît aussi aux changements de saison, au printemps, sous l'influence des premières chaleurs, sous forme de fièvre saisonnière.

L'embarras gastrique est caractérisé par une fièvre légère, du mal de tête, de l'inappétence, du dégoût, des nausées, des vomissements ; la bouche est pâteuse, la langue sale, épaisse et large ; il y a de la constipation.

Cet état se dissipe d'ordinaire en trois ou quatre jours, à la suite d'un purgatif et d'une diète sévère.

La fièvre typhoïde au début pouvant présenter toutes les apparences d'un simple embarras gastrique, il faudra toujours consulter le médecin.

Douleurs d'estomac. — La douleur est un symptôme commun à presque toutes les affections de l'estomac, et son traitement varie avec celui de la maladie elle-même.

La gastralgie est souvent causée par l'abus des mets épicés, des boissons alcooliques, du café, du thé, du tabac, les fatigues de tout genre, surmenage intellectuel, veilles, excès vénériens. La suppression de la cause, l'institution d'un régime convenable constituent le traitement essentiel.

Les applications chaudes sur l'estomac, les infusions aromatiques chaudes amènent souvent un soulagement marqué.

Vomissements. — Les vomissements s'observent aussi dans toutes les maladies de l'estomac.

Le froid et l'acide carbonique sont les remèdes les plus efficaces et les plus employés.

On fera prendre au malade de petits morceaux de glace, ou des boissons glacées. On utilisera l'action de l'acide carbonique, en donnant de la limonade gazeuse frappée, de l'eau de Seltz, ou surtout de la tisane de champagne glacée.

Quand les vomissements seront calmés, on nourrira le malade avec du lait glacé, pris par petite quantité à la fois.

Gastrite aiguë. — La gastrite aiguë est l'inflammation aiguë de la muqueuse de l'estomac : elle est caractérisée par des douleurs, des vomissements, la sécheresse de la bouche, une soif très vive.

Elle peut être causée par l'absorption accidentelle de substances irritantes, acides, potasse, ammoniaque ; elle est le plus souvent le résultat d'excès alcooliques.

Gastrite chronique. — Toutes les causes d'irritation de la muqueuse de l'estomac peuvent amener la gastrite chronique.

Au premier rang, il faut placer l'abus des mets épicés et des boissons alcooliques, surtout des apéritifs, absinthe, bitter, vermout, et des spiritueux, et l'habitude de boire du vin blanc le matin à jeun.

La gastrite chronique est caractérisée par la perte de l'appétit, la lenteur de la digestion, les renvois acides et les douleurs après les repas, cette sensation de brûlure dans l'œsophage à laquelle on a donné le nom de *fer chaud*, les vomissements de matières filantes, glaireuses ou *pituites* le matin au réveil, des alternatives de constipation et de diarrhée.

La suppression de la cause, l'usage des eaux alcalines de Vichy, et au besoin le régime lacté amèneront la guérison (v. p. 87).

Dyspepsie atonique. — La dyspepsie atonique est le résultat de l'affaiblissement des fonctions motrices et sécrétoires de l'estomac, de la diminution de l'acidité du suc gastrique (*hypochlorhydrie*).

Elle est caractérisée par la diminution de l'appétit, souvent aussi capricieux et inégal, et par la lenteur et la difficulté de la digestion.

Après le repas, il y a de la gêne, de la pesanteur d'estomac, de la douleur, du ballonnement, des renvois de gaz.

Dans cette forme de dyspepsie, on usera utilement d'une alimentation un peu excitante, mais légère et facile à digérer : viandes grillées, pas de soupes, pas de sauces, pas de ragouts, pas de graisse, peu de légumes, et encore seront-ils pris en purée, pain rassis ou mieux pain grillé, biscottes, thé chaud aux repas.

Une alimentation un peu salée sera utile en apportant à l'organisme le chlorure de sodium nécessaire à l'élaboration du suc gastrique.

De même le bouillon, dont nous avons vu (p. 35) le rôle peptogène, sera ici tout à fait indiqué : on prendra une tasse de bouillon aromatisé, bien dégraissé, et bien chaud au début de tous les repas.

Les condiments seront employés, mais avec prudence et modération.

Les aliments seront pris à une température élevée.

Comme boisson, un peu de vin coupé d'eau minérale gazeuse.

L'usage du thé chaud pendant ou après les repas facilitera beaucoup la digestion.

Dilatation d'estomac. — La dilatation d'estomac résulte de la distension des parois de l'estomac par suite de l'atonie des fibres musculaires.

On l'observe fréquemment chez les gros mangeurs et chez les grands buveurs, surtout chez les buveurs de bière.

L'appétit est tantôt diminué, tantôt exagéré, la soif est très vive : les digestions sont lentes, pénibles, fréquemment accompagnées de vomissements ; il y a toujours de la constipation ; rarement des douleurs vives.

Les vomissements sont très abondants, d'une odeur infecte. Les aliments vomis sont souvent ceux qui ont été absorbés deux ou trois jours avant. Les aliments séjournent donc un temps très long dans l'estomac dilaté et y subissent des fermentations anormales, par suite de la diminution de l'acide chlorhydrique du suc gastrique.

On devra suivre un régime très sévère, caractérisé surtout par la privation des liquides et dont on trouvera plus loin le détail.

Dyspepsie acide. — La dyspepsie acide est le résultat de l'exagération de l'acidité du suc gastrique (*hyperchlorhydrie*).

Elle se rencontre souvent chez des gens robustes, gros mangeurs, et alcooliques.

Elle est caractérisée par la conservation de l'appétit : les malades éprouvent le besoin de manger, et mangent beaucoup et hâtivement ; mais deux heures, trois heures après le repas ; ils souffrent de violentes douleurs d'estomac, ils ont en même temps des renvois acides, du pyrosis.

Une caractéristique de la douleur de l'hyperchlorhydrie, c'est qu'elle est momentanément calmée par l'ingestion de quelque aliment, un morceau de pain, un verre de lait : elle apparaît souvent dans la nuit et empêche le malade de reposer.

Un régime sévère, soit le régime lacté, soit un régime végétarien, une grande régularité dans les repas, la suppression des condiments et des boissons alcooliques, même du vin, pourront seuls amener la disparition de ces accidents (v. p. 89).

Les eaux alcalines, l'eau de Vichy, l'eau de Vals, seront particulièrement utiles : on prendra un verre d'eau de Vichy à la fin du repas et un autre 2 ou 3 heures après.

Au moment des douleurs, le meilleur remède est de prendre une dose assez forte (1/2 à 1 cuillerée à café) de bicarbonate de soude dans de l'eau.

Ulcère de l'estomac. — L'ulcère de l'estomac est une maladie redoutable, qui succède souvent à la dyspepsie acide et qui, dans un grand nombre de cas, a pour cause l'usage des boissons alcooliques.

Les symptômes de l'ulcère de l'estomac au début sont analogues à ceux de la dyspepsie acide ; le signe caractéristique est une douleur épigastrique très vive, qui est exagérée par la pression et par l'ingestion d'aliments : à la douleur épigastrique, au *creux de l'estomac*, correspond une douleur dans le dos ; il semble au malade qu'il est transpercé par un instrument, d'où le nom de *douleur en broche*, que l'on donne communément à ce symptôme. Il y a fréquemment des vomissements alimentaires, et enfin des vomissements de sang (*hématémèses*), qui souvent entraînent la mort.

Le traitement consiste essentiellement dans le régime lacté absolu et prolongé.

Quand la guérison de l'ulcère est ainsi obtenue, le régime sera sévère : les aliments irritants, épicés, l'alcool, le vin, la bière seront proscrits (v. p. 87).

Dyspepsie des nerveux. — Les nerveux, les neurasthéniques souffrent fréquemment des diverses affections de l'estomac que nous venons de décrire. Ils devront suivre le régime qui convient à chacune d'elles.

Une faute commise souvent par les neurasthéniques dyspeptiques est la suivante : ces malades ont, en se mettant à table, une vraie fringale, ils sont affamés et mangent précipitamment ; ils absorbent en quelques instants la presque totalité de leur repas. Naturellement cet appétit dévorant tombe, et la fin du repas est prise avec dégoût.

La digestion est pénible par suite de la précipitation avec laquelle les aliments ont été pris, en trop gros morceaux et sans avoir été suffisamment mastiqués et insalivés.

On sait que la migraine se termine le plus souvent par des vomissements : il est une forme spéciale de la migraine caractérisée par un état dyspeptique qui survient par accès, sous l'influence de travaux intellectuels excessifs, de veilles, de chagrins.

L'accès est constitué par une céphalée violente, par une brûlure à l'estomac, par des vomissements tellement acides que la gorge en conserve pendant des heures une sensation d'acreté et de cuisson.

Ces accès peuvent être enrayés par l'ingestion de quelques verres d'eau chaude ; ils disparaissent par le repos, le séjour à la campagne.

Dyspepsie d'origine buccale. — A plusieurs reprises, nous avons insisté sur l'importance de la mastication et de l'insalivation des aliments, en particulier des féculents : les lésions de la cavité buccale, la carie, les névralgies dentaires, sont souvent une cause de dyspepsie.

Elles agissent d'abord en entravant la mastication ; bien

plus encore, les lésions suppurantes de la bouche sont une source incessante d'infection et d'intoxication.

Dans ces cas, il faut avant tout pratiquer la désinfection de la bouche par des lavages antiseptiques répétés, et faire nettoyer et réparer les dents malades.

Lorsque la dentition est défectueuse, il faut prolonger le temps du repas pour mastiquer le mieux possible, recourir aux appareils (dentiers, masticateurs), choisir de préférence des aliments faciles à diviser, ou réduits en purées ; la viande sera coupée en menus morceaux : enfin il faudra tenir longtemps les aliments dans la bouche, surtout le pain, les pâtes, les féculents, pour que l'insalivation soit parfaite.

Dyspepsie d'origine intestinale. — La constipation est une cause fréquente de troubles digestifs : nous avons déjà indiqué les soins qu'elle réclame (v. p. 74).

Chez beaucoup de dyspeptiques, la marche de la constipation et celle des souffrances gastriques sont en quelque sorte parallèles. Les fonctions digestives ne s'améliorent vraiment que du jour où l'on a pu triompher de la constipation.

Les vers intestinaux peuvent déterminer des troubles gastriques particulièrement intenses, pénibles, brusques, capricieux.

Lorsque l'examen des selles aura donné la preuve de l'existence de vers dans l'intestin, un vermifuge amènera la disparition des accidents.

Les hernies causent également des troubles digestifs chez les gens qui en sont porteurs : sensation de plénitude, renvois après les repas, malaise, pesanteur du ventre.

Le port d'un bon bandage ou la cure radicale amèneront la disparition de ces inconvénients.

Dyspepsie d'origine hépatique. — Les gens atteints d'une maladie du foie, qui ont des coliques hépatiques, souffrent aussi de l'estomac.

En dehors des grandes coliques hépatiques, il y a des formes insidieuses qui simulent une simple dyspepsie.

La sensibilité du foie à la pression, une légère coloration jaune du blanc des yeux, accompagnant des phénomènes dyspeptiques, devront en faire soupçonner la cause vraie et on consultera le médecin.

Dyspepsie d'origine génitale. — Les affections des organes urinaires et génitaux déterminent également des accidents du côté des fonctions digestives.

Chez la femme, en particulier, en dehors de la grossesse, si souvent marquée par des troubles digestifs, des vomissements, les maladies de la matrice s'accompagnent très souvent de dyspepsie, paresse de la digestion, gastralgie, dilatation de l'estomac. Parfois cette dyspepsie est le seul signe d'une affection utérine à son début ; en présence d'accidents dyspeptiques chez la femme, il faut toujours y penser.

Dyspepsies toxiques. — En terminant, il suffit de mentionner les troubles digestifs qui résultent d'une intoxication alimentaire résultant de la mauvaise qualité des aliments, viandes altérées, poissons pas frais, ou de leur falsification (beurre, vin) ; la dyspepsie alcoolique des buveurs d'absinthe ou autres apéritifs ; la dyspepsie médicamenteuse, pharmaceutique, si fréquente chez les gens qui abusent des vins toniques, des élixirs, des poudres et des pilules digestives, des innombrables drogues auxquelles ils demandent la guérison de maux qu'ils ne font au contraire qu'entretenir ou aggraver.

XVIII. — RÉGIMES

« La cause des dérangements de la santé est partout, dans l'air que nous respirons, dans les aliments par lesquels nous réparons notre substance, nos forces… ;

De même aussi les moyens de conjurer tant de maux se trouvent aussi un peu partout :… dans notre genre de vie et d'alimentation. »

« Le régime est tout aussi puissant pour le bien et le mal que les médicaments les plus actifs· »

FONSSAGRIVES.

Régime de la gastrite chronique. — Le traitement comprend plusieurs étapes :

1º Régime lacté absolu, eaux minérales alcalines, eau de Vichy ; un bol de lait coupé d'eau de Vichy toutes les 2 heures.

2º Lait, bouillon bien dégraissé, œufs crus ou œufs à la coque très peu cuits, un peu de pain rassis ; — comme boisson : eau pure ou thé léger.

Quatre repas régulièrement espacés de 4 heures.

3º Lait, bouillon, œufs, cervelle, ris de veau, poulet, pigeon.

4º Mêmes aliments, plus de la viande crue.

5º Viandes rôties saignantes ; légumes en purée en très petite quantité ; vin coupé d'eau.

Pas de graisses, pas de condiments, pas de boissons alcooliques.

Ce régime peut être essayé dans toutes les dyspepsies ; il

convient particulièrement à la convalescence de l'ulcère de l'estomac.

La durée de chaque étape varie suivant l'amélioration obtenue.

Régime de la dyspepsie atonique. — Trois repas par jour, très réguliers, 8 h. du matin, midi, 7 h. du soir.

Le matin : thé chaud sucré, avec pain grillé ou biscottes.

A midi et le soir : bouillon bien dégraissé, viandes rôties (bœuf ou mouton), saignantes, viande crue, œufs à la coque peu cuits, poissons cuits à l'eau, merlan, sole, rouget; huîtres; légumes en purée en petite quantité; pain rassis ou grillé; alimentation un peu salée; condiments avec modération.

Vin de Bordeaux, vin blanc coupé d'eau d'Alet; thé chaud pendant ou à la fin des repas.

Pas de soupes, de ragouts, d'aliments gras.

Régime de la dilatation d'estomac (Régime du professeur Bouchard). — Deux repas par jour, séparés par un intervalle de 9 heures; ou bien trois repas, 4 heures entre le premier et le second et 8 heures entre le second et le troisième.

Repas pris lentement; mastication très prolongée; exercice modéré après le repas.

Déjeuner : œuf à la coque, fruits cuits en marmelade.

Dîner : viandes froides cuites, viandes chaudes braisées, purées de viande, poissons bouillis, pâtes alimentaires, crèmes, riz au lait, purées de légumes, fromages, compotes de fruits.

Pour les fruits frais, quatre seulement sont permis : fraises, pêches, raisins, et figues.

Pas d'aliments liquides, soupes, potages, sauces; pas d'aliments gras.

Pain grillé ou croûte de pain, pas de mie.

Boire seulement un verre et demi (300 gr.) à chaque repas : vin blanc coupé d'eau d'Alet, pas de vin rouge, pas de bière, pas d'alcool ; pas d'eaux minérales chargées d'acide carbonique.

Trois quarts de litre, un litre au plus de liquide dans les 24 heures doivent suffire pour toute boisson.

Régime de la dyspepsie acide (hyperchlorhydrie). — On suivra successivement les étapes suivantes :

1° Régime lacté absolu ; un bol de lait coupé d'eau de Vichy, toutes les 2 heures.

2° Lait, œufs à la coque peu cuits, pain grillé ou croûte de pain.

Si le lait est mal toléré, prendre comme boisson de l'infusion de tilleul et passer à l'étape suivante.

3° Régime végétarien, composé d'œufs, de féculents, de légumes et de fruits.

Œufs à la coque très peu cuits.

Légumes secs en purée : purées de haricots, de lentilles, de pommes de terre ; gruau d'orge ou d'avoine ; pâtes alimentaires : macaroni, nouilles.

Légumes verts, très cuits, à l'état de purée : julienne en purée, purée de petits pois, salades cuites, épinards, haricots verts.

Fruits cuits en compote.

Le seul fruit cru permis est le raisin.

Il faut tenir compte de la suractivité de l'estomac, et du soulagement qui résulte de l'ingestion d'aliments ; on fera de petits repas multiples et rapprochés.

En se levant : œuf à la coque, thé léger, pain grillé.

A 10 h. du matin, un verre de lait coupé d'eau de Vichy, ou un verre d'eau de Vichy tiède avec un biscuit.

A midi : déjeuner.

A 4 heures : lait ou thé avec gâteaux secs.

A 7 heures : dîner.

Avant le coucher, un verre d'eau de Vichy tiède.

Pendant la nuit, on pourra prendre un ou deux verres de lait.

4° On ajoutera au régime d'abord des viandes blanches, poulet, cervelle, veau, puis de la viande rouge, bœuf ou mouton, rôtie et peu cuite.

Pas d'aliments gras.

Pas de légumes acides, oseille, tomate.

Pas de fruits crus.

Pas de condiments.

A toutes les périodes du traitement, l'alcool, le vin pur, la bière seront interdits.

A la fin, on pourra boire du vin blanc coupé d'eau de Pougues ou de Contrexéville.

Régime des convalescents. — L'alimentation des convalescents doit être prudente et choisie : les fautes de régime peuvent amener des accidents, des troubles digestifs qui deviennent le point de départ d'une dyspepsie chronique.

Les aliments seront nourrissants et digestibles : viande de boucherie fine et tendre, rôtie, saignante ; bouillon dégraissé ; volaille, œufs, lait, laitages, fromages à la crème ; poissons : merlan, rouget, sole, limande, truite, huîtres ; légumes verts cuits ; purées de pommes de terre, de lentilles, de haricots en petite quantité ; tapioca ; fruits très mûrs ; biscuits ; pain très cuit.

Il faut éviter les viandes difficiles à digérer : le porc, les aliments gras, les poissons gras et à chair ferme : anguille, thon, morue salée, langouste, homard, écrevisses, moules ; les légumes indigestes, choux, choucroûte, les aliments trop sucrés, les pâtisseries.

Comme boisson, on prendra du vin de Bordeaux en petite quantité, de la bière, du café : mais il faut s'abstenir totalement des vins dits reconstituants et des liqueurs.

Les repas seront légers, multipliés s'il le faut, mais régulièrement espacés.

Régime des nerveux (*neurasthéniques*). — Il devra varier suivant l'état de l'estomac ; mais, dans la majorité des cas, les nerveux mangeront de préférence des aliments légers et nourrissants : viandes rôties, bouillon, légumes verts, pain bien cuit.

Les œufs, les poissons, riches en phosphore, leur sont particulièrement utiles.

Ils s'abstiendront des aliments lourds, indigestes, gras, des féculents, des pâtisseries.

Comme boisson, un peu de vin rouge ou de la bière.

Pas de vin pur, pas de café, pas de thé.

Régime des obèses. — Les gens menacés ou atteints d'obésité peuvent manger de toutes les viandes, des poissons, surtout des légumes verts, des œufs, des laitages, mais leurs repas devront toujours être de la plus grande frugalité.

Il faudra s'abstenir soigneusement de tous les aliments gras, sucrés et féculents, des pâtisseries, manger peu de pain.

Les obèses doivent boire le moins possible, un verre, un verre et demi au plus à chaque repas ; ils boiront de préférence du thé, ou un peu de vin blanc coupé d'eau ; jamais de vin pur, de liqueur, de bière.

L'exercice, l'hydrothérapie, le massage sont recommandés.

Régime des goutteux. — Les goutteux feront un usage modéré de viande, ils mangeront de préférence des viandes blanches.

Les œufs, le lait, les laitages, les poissons à chair blanche, les légumes frais, les fruits, les féculents en petite quantité, le pain très cuit leur sont permis.

Ils devront s'abstenir de bouillon, d'aliments gras, de gibier, de foie, de choucroûte, d'oseille, de tomates, d'épices.

Comme boisson, un peu de vin de Bordeaux ou de vin blanc, coupé d'eau d'Evian ou de Contrexéville.

Frugalité et sobriété, telle doit être la règle de vie des goutteux.

Régime des diabétiques. — Les diabétiques peuvent manger de toutes les viandes, des légumes verts ; comme fruits, cerises, groseilles, pommes, pêches, poires, amandes, noisettes ; 5o à 100 gr. de pain ou bien quantité double de pommes de terre cuites à l'eau.

Sont défendus, au contraire : le lait, les féculents, les farines, les pâtes alimentaires, les pâtisseries, le sucre et tout ce qui renferme du sucre, betteraves, fruits doux, raisins, prunes, figues, melon.

Les diabétiques peuvent boire tous les vins non sucrés, du cidre sec, du thé, du café sans sucre.

La bière, les boissons sucrées, les liqueurs, l'eau-de-vie sont interdites.

TABLE DES MATIÈRES

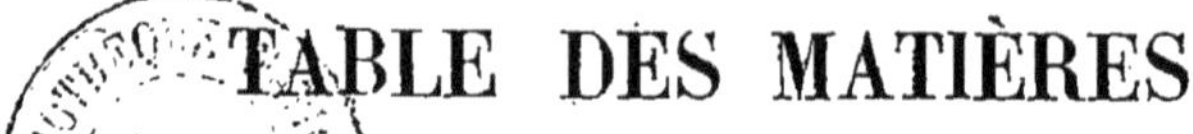

Dictionnaire de Médecine domestique, comprenant la médecine usuelle, l'hygiène journalière, la pharmacie domestique, par le Dr Paul BONAMI, 1896, 1 vol. gr. in-8 de 950 pages à deux colonnes, avec 702 figures. Broché, **16 fr.** — Cartonné...................... **18 fr.**

Nouvelle Médecine des familles, à la ville et à la campagne. Remèdes sous la main, premiers soins avant l'arrivée du médecin, art de soigner les malades, par le D^r A DE SAINT-VINCENT, 13ᵉ *édition*, 1900. 1 vol. in-18 de 456 p., avec 142 fig., cart................... **4 fr.**

Formulaire du Médecin de campagne. Les remèdes sous la main, les petits moyens en thérapeutique, par le Dr GAUTIER, 1899, 1 vol. in-18 de 288 pages, cartonné......................... **3 fr.**

Premiers secours en cas d'Accidents et d'Indispositions subites, par FERRAND et DELPECH, 4ᵉ *édition*, 1890, 1 vol. in-16 de 342 pages, avec 86 fig., cart.................. **4 fr.**

Premiers secours aux Malades et aux Blessés, par OSBORN. 1894, 1 vol. in-16 de 160 pages...................... **2 fr.**

Manuel des Infirmières, par le Dr VINCENT. 1901, in-18, cart. **6 fr.**

Guide de la garde-malade, par le Dr MONTEUUIS. 1891, 1 vol. in-16 de 160 pages, avec figures..................... **2 fr.**

Hygiène des Gens du monde, par le Dr A. DONNÉ. 2ᵉ *édition*, 1 vol. in-16 de 448 pages..................... **3 fr. 50**

Physiologie et Hygiène des écoles et des familles, par le Dr DALTON, 1888, 1 vol. in-16 de 354 pages, avec 68 fig., cart.. **4 fr.**

Hygiène des Familles, par CORIVEAUD. 1890, 1 vol. in-16. **3 fr. 50**

Le Lendemain du mariage. Etude d'hygiène, par le Dr CORIVEAUD. 3ᵉ *édition*, 1898, 1 vol. in-16 de 268 pages............... **3 fr. 50**

Histoire des parfums et Hygiène de la toilette, par S. PIESSE. 1889, 1 vol. in-16 de 372 pages, avec 70 fig., cart........... **4 fr.**

Hygiène de la Toilette, par le Dr DEGOIX. 1891, 1 vol. in-16. **2 fr.**

Hygiène de la table, par le Dr DEGOIX. 1892, 1 vol. in-6... **2 fr.**

Maladies et Médicaments à la mode, par le Dr DEGOIX. 1890, 1 vol. in-16 de 214 pages................... **2 fr.**

Manuel du Pédicure, par GALOPEAU. 1878, 1 vol. in-32..... **2 fr.**

Les Préjugés en médecine et en hygiène, par le Dr BREMOND. 1892, 1 vol. in-16 de 160 pages................... **2 fr.**

Les Passions et la Santé, par BREMOND. 1892, 1 vol. in-16. **2 fr.**

Les Passions, par le Dr FRÉDAULT. 1 vol. in-16 de 436 p... **3 fr. 50**

L'Art de prolonger la vie, par le Dr HUFELAND. 1895, 1 vol. in-18, 350 pages..................... **3 fr. 50**

Entretiens d'un vieux médecin sur l'hygiène, par le Dr YVAREN. 1882, 1 vol. in-18 jésus de 671 pages................... **5 fr.**

Premières notions d'homœopathie, à l'usage des familles, par le Dr CLAUDE, 3ᵉ *édition*, 1894, 1 vol. in-18 de 200 pages......... **2 fr.**

L'homœopathie des Gens du monde, par le Dr HOFFMANN. 1890, 1 vol. in-16 de 142 pages................... **2 fr.**

L'homœopathie mise à la portée de tout le monde, par ORIARD. 3ᵉ *édition*, 1 vol. in-18 de 370 pages....... .... **3 fr. 50**

Congrès d'Homœopathie de 1900. 1 vol. in-8............. **5 fr.**

Poitiers. — Imp. Blais et Roy, 7, rue Victor-Hugo.